大数据科学与应用丛书

健康医疗大数据
理论与实践

主编 卢朝霞　　副主编 姚 勇 尹 新

电子工业出版社·
Publishing House of Electronics Industry
北京 · BEIJING

内 容 简 介

本书围绕健康医疗大数据的理论与实践展开论述。全书共分为 7 章：第 1 章主要描述大数据的基础知识、通用技术以及技术发展趋势；第 2 章主要对健康医疗大数据的概念、特征、分类、主要应用技术、国内外发展现状以及应用需求进行系统阐述；第 3 章～第 6 章分别对临床大数据、精细化运营大数据、健康管理大数据以及基因检测大数据的应用实践案例进行详细论述；第 7 章对健康医疗大数据的未来发展趋势进行展望。

本书是很多应用实例和经验的总结，案例丰富翔实，将理论与实际紧密结合，对互联网技术人员、健康医疗行业的从业人士，以及高等院校相关专业的学生均有很大帮助。

图书在版编目（CIP）数据

健康医疗大数据：理论与实践 / 卢朝霞主编. —北京：电子工业出版社，2017.7
（大数据科学与应用丛书）
ISBN 978-7-121-31486-5

Ⅰ. ①健… Ⅱ. ①卢… Ⅲ. ①医学—数据处理 Ⅳ. ①R319

中国版本图书馆 CIP 数据核字（2017）第 096930 号

责任编辑：王敬栋
印　　刷：北京盛通数码印刷有限公司
装　　订：北京盛通数码印刷有限公司
出版发行：电子工业出版社
　　　　　北京市海淀区万寿路 173 信箱　邮编　100036
开　　本：720×1 000　1/16　印张：16.25　字数：266 千字
版　　次：2017 年 7 月第 1 版
印　　次：2024 年 7 月第 15 次印刷
定　　价：49.00 元

凡所购买电子工业出版社图书有缺损问题，请向购买书店调换。若书店售缺，请与本社发行部联系，联系及邮购电话：（010）88254888，88258888。

质量投诉请发邮件至 zlts@phei.com.cn，盗版侵权举报请发邮件至 dbqq@phei.com.cn。

本书咨询联系方式：（010）88254459；qianwy@phei.com.cn。

推荐序

当前，我国社会整体信息化程度不断加深，以云计算、物联网、移动互联网和人工智能为代表的新一代信息技术对健康医疗事业的革命性影响日趋明显，海量的数据资源正在以超乎人们想象的速度进行积累和汇聚。可以说，我们已经真正进入了"大数据时代"。以美国、英国为代表的发达国家已经将健康医疗大数据作为国家公共事业的重要组成部分，投入了大量的人力和物力发展健康医疗大数据，把对数据的利用看作衡量国家经济发展的新指标。我国政府同样高度重视健康医疗大数据的发展。2016 年 6 月，国务院正式印发了《关于促进和规范健康医疗大数据应用发展的指导意见》，首次将健康医疗大数据定位为"国家重要的基础性战略资源"。可以预见，健康医疗大数据的应用与发展势必带动我国医疗服务模式的深刻变革和健康服务新业态的发展，极大地提升医疗健康服务的质量和效率，不断满足人民群众多层次、多样化的健康需求，为实现"健康中国 2030"的宏伟目标提供有力支撑。

我国经过了二十余年的医疗卫生信息化建设，已经积累了非常丰富的数据资源。但是与发达国家相比，我国对健康医疗大数据的应用还处于初步的探索阶段，应用水平整体不高。医疗机构掌握着大量的数据资源，但往往不知道该如何让数据发挥真正的价值。目前我国出版的健康医疗大数据的书籍，大多还是从宏观层面和理论层面进行论述，涉及数据应用与实践的比较少，相关内容还不够具体和丰富。而本书最大的不同之处，在于能够通过专业的分析、丰富的案例和深入浅出的技术语言，生动地展现大数据在临床科研、机构运营、健康管理（体检）、基因检测等诸多细分领域的应用背景、设计思想、应用过程、创新点以及最终的应用效果。例如在健康管理（体检）领域，通过阅读本书，读者能够清晰地了解到应该如何对健康体检、慢性病和睡眠监测的相关数据进行采集、分析和挖掘，最终为用户创造价值，这对于我国健康服务业的从业者来说具有很好的参考意义。大数据的具体应用，不仅能够有效解决我国健康服务业同质化竞争严重的问题，而且可以推动医疗模式从"被动治疗"向"主动预防"转变，真正实现对全人群的健康信息覆盖和全面、全程、全生命周期健康管理的目的。

本书之所以能够具备很强的应用性和实践性，与作者团队扎实的技术功底和丰富的实战经验是分不开的。尤其是本书的主编卢朝霞女士，作为东北大学的资深教授，我国大健康和信息化领域著名的专家学者，以及东软集团的高级副总裁，她既拥有非常深厚的专业背景和理论功底，同时也拥有数十年所积累的非常丰富的企业实践经验。应该说，以卢朝霞教授为首的专业团队在健康医疗大数据方面做出了大量有意义的探索和实践，最终将经验汇总凝练形成本书。在大数据时代已经到来的今天，本书的出版将为健康医疗领域的从业者和专业人士提供有价值的参考和借鉴。作为我国健康管理学界的一位老兵和健康大数据的追随者，我愿以此为序，向广大读者推荐本书。

中华医学会健康管理学分会前主任委员

中关村新智源健康管理研究院院长

武留信

2017 年 4 月

前　言

　　我自 1978 年起在东北大学系统地学习计算机技术相关知识，随后留校任教，专注于计算机应用技术的研究，和中国最早一批计算机领域的专家、学者一起在浩瀚而神秘的知识海洋中探索数据之广袤、编程语言之神奇、算法之奇美，并有幸成为其中一员，出版了几本数据库应用方面的书。

　　1995 年我作为东北大学最年轻的女教授，加入了东软集团，期望着将之前在高校的理论学习与研究成果在实践中得以应用，期望着可以更直接地以信息化为祖国构建发展腾飞之翼。如今我已加盟东软二十多年，和东软人一起，始终坚持围绕国计民生等社会发展大趋势进行规划布局，积极响应国家"信息惠民"、"信息消费"、"发展健康服务业"、"健康中国"等政策，怀着"以信息化助力实现中国梦"的理想，在大健康领域精耕细作，先后为 4 亿社保人群、30 多个省市的卫生厅局、2 000 多家大型医疗机构、30 000 多家基层医疗卫生机构提供有力支撑，并不断探索新业务形态，创新商业模式，布局产业生态，力争做时代发展的引领者和创造者。

　　目前，面对全球新经济、新技术、新消费的发展趋势，特别是全球人口结构的变化，健康、医疗、养老等产业与云计算、大数据、互联网、人工智能等新一代信息技术的结合，与金融保险行业的结合，与智能制造的结合，与共享经济模式的结合，将会创造一个巨大的产业发展和就业机会。我们将这样的产业融合称为"大健康产业生态"。而在这个"大健康产业生态"之中，有巨量的信息像血液一样在各个组织之中或之间不停地流动，并不断地产生营养、创造价值，我们将这些"巨量的信息"合称为"健康医疗大数据"。

如今，在国外，健康医疗大数据的发展如火如荼，应用遍地开花，其生态系统相对成熟；而我国健康医疗大数据处于起步阶段和发展初期，国家已发出"促进和规范健康医疗大数据应用发展"的政策号角。东软，作为一家投身健康医疗信息化建设二十余年的民族软件企业，有责任，更有义务依托自身的优势和积累，借鉴国外成熟的经验，积极探索发展适合我国国情的健康医疗大数据应用，为祖国健康医疗大数据的发展与振兴再献绵薄之力。同时，我作为一名大学教授，作为在健康医疗信息化领域奋战数十载的实践者，更有一种使命驱动着我，那就是要把目前我国在健康医疗大数据领域的典型应用案例及实战经验，进行梳理与有效总结，与众人分享，进行知识的传播与传递。因此，我组织了国内外优秀的科研人员、高校教师、知名企业人员、东软团队骨干等共同编撰了本书，希望通过本书的出版，能够理清大数据、健康医疗大数据的基本概念，并通过缜密的分析以及翔实的实践案例，重点阐述健康医疗大数据在相关领域的应用实践以及未来的发展趋势。

为了能够透彻阐述，让读者充分了解每个案例实践，我们力争从以下几个方面入手，进行较为深入的介绍：第一，介绍实践案例的应用背景，例如恶性肿瘤大数据分析的应用背景，要介绍清楚恶性肿瘤的危害、严重程度以及国内外发展情况等；第二，介绍实践案例的设计思想与总体框架，让读者清楚地了解该应用为什么要设计，设计的时候出于哪些角度考虑，如何进行数据的抽取，底层采用了哪些模型以及应用的总体框架结构等；第三，介绍实践案例的数据建模与算法优化，从技术角度介绍清楚采集获取数据之后，如何进行数据的清洗转换，如何进行数据模型的建立，采用了哪些数据算法，针对算法进行了哪些优化等；最后，介绍实践案例所取得的效果，通过具体的数据有效地论述案例所达到的实际效果。因此，本书是很多应用实例和经验的总结，案例丰富翔实，将理论与实际紧密结合，希望能够为健康医疗大数据领域相关人员提供有价值的参考，以此达到传道授业解惑的目的。

本书共分为 7 章。第 1 章主要描述大数据的基础知识、通用技术以及技术发展趋势；第 2 章主要对健康医疗大数据的概念、特征、分类、主要应用技术、国内外发展现状以及应用需求进行系统阐述；第 3 章从恶性肿瘤大数据分析、药物应用大数据分析、疾病辅助诊断分析三个方面，对临床大数据应用的实践案例进行详细论述；第 4 章详细论述精细化运营大数据的应用背景、设计思想、应用案例以及应用效果；第 5 章从健康体检大数据分析、慢病管理大数据分析、睡眠大数据分析三个方面，对健康管理大数据应用的实践案例进行详细论述；第 6 章从精准医疗、"电子病历与基因组学"两个领域，对基因检测大数据应用的实践案例进行详细论述；第 7 章对健康医疗大数据的未来发展趋势进行展望。

本书由卢朝霞主编，姚勇、尹新为副主编，主要编委还包括毕丹、陈禹、窦元珠、何璇、赫阳、刘芬、孙传海、王敏、吴一多、徐华、杨风雷、于洪勇、张一鸣、赵力维（按姓氏拼音排序）。

最后，要特别感谢 IBM、美国得克萨斯州立大学休斯敦健康科学中心以及我所在的团队，感谢所有编委半年多来呕心沥血的付出，保证了本书出版工作的顺利完成。同时感谢本书的读者，感谢你们积极投身健康医疗大数据的应用与实践之中。让我们携起手来，共同推动我国健康医疗大数据的发展，提升健康医疗服务效率和质量，不断满足人民群众多层次、多样化的健康需求，培育新的业态和经济增长点，为实现中华民族伟大复兴的中国梦贡献一份力量。

由于时间有限，书中内容难免存在疏漏，不足之处请多指正。

卢朝霞

2017 年 5 月

目 录

第 1 章　大数据概述

随着新一代信息技术的迅猛发展，无处不在的移动终端、智能设备、无线传感器等，每分每秒都在产生大量的数据。并且，在互联网上数以亿计的用户时时刻刻在产生大量的交互。2016 年淘宝"双十一"当天的销售额高达 1 207 亿元人民币。百度每天大约要处理几十 PB 的数据，Twitter 每天会产生 7 TB 的数据，而 Facebook 每天生成 300 TB 以上的日志数据。这些数据产生的速度快，需要处理的数据量巨大，并且数据的价值也在不断显现。大数据时代的到来，为金融服务、健康、教育、农业、医疗等多个重要领域带来了前所未有的机遇。与此同时，大数据时代的到来也为传统的数据处理技术带来了更大的挑战。大数据处理需要更高的实时性、有效性和安全性，需要融合多个学科的关键技术来满足大数据的发展。

在本章中，我们将重点介绍大数据的概念、特征、分类，所涉及的通用技术，以及大数据技术未来的发展趋势。

1.1　大数据基础知识

1.1.1　大数据概念和特征

随着互联网、移动互联网、物联网、云计算的快速兴起，以及移动智能终端的快速发展，数据的增长速度远比人类社会以往任何时候都要迅速；数据的规模变得越来越大，内容越来越丰富，关系越来越复杂，更新速度越来越快。这些新的特征促使一个新的概念诞生，那就是大数据。

2008 年，《Nature》推出了大数据（Big Data）专刊。计算机社区联盟阐述了在数据驱动背景下解决大数据问题所需的技术及其将面临的一系列挑战。

2011 年，《Science》推出"Dealing with Data"专刊，围绕着科学研究中的大数据问题展开讨论，并说明大数据对于科学研究的重要性。美国数据管理领域的知名专家联合发布了一份白皮书《Challenges and Opportunities with Big Data》，详细分析了大数据产生的原因、处理流程以及大数据所面临的挑战。

2011 年，麦肯锡全球研究院发布的《Big data: The next frontier for innovation, competition, and productivity》正式对大数据进行了定义，即大数据是指在一定时间内无法用传统数据库软件工具采集、存储、管理和分析其内容的数据集合。大数据技术则特指新一代的创新型的技术，能够突破常规软件的限制，是对大数据进行采集、存储和处理的技术的统称。

研究机构 Gartner 认为：大数据是指需要借助新的处理模式才能拥有更强的决策力、洞察发现力和流程优化能力的，具有海量、多样化和高增长率等特点的信息资产。而维基百科认为：大数据指的是需要处理的资料量规模巨大，无法在合理时间内通过当前主流的软件工具采集、管理、处理并整理的资料，它成为帮助企业经营决策的资讯。

从大数据的概念看，对大数据的概念界定各有各的看法，目前尚未出现一个公认的定义；但大都是从大数据的特征出发，通过对这些特征的阐述和归纳，试图给出其定义。在这些特征中，比较有代表性的是 3V 定义，即认为大数据需满足 3 个特征——规模性（Volume）、多样性（Variety）和高速性（Velocity），但是这没有体现出大数据的巨大价值。以国际数据公司 IDC 为代表的业界在 3V 的基础上增加价值性（Value）特征，表示大数据虽然价值总量高，但其价值密度低。

因此，目前公认的大数据具有 4V 特征，即数据规模大（Volume）、数据种类多（Variety）、处理速度快（Velocity）及数据价值高密度低（Value），具体如图 1-1 所示。

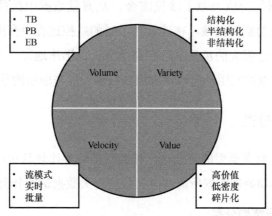

图 1-1　大数据的 4V 特性

1. 数据规模大（Volume）

数据量大是大数据的基本属性，它是指数据的采集、存储和计算的量都非常大；大数据通常指 10 TB 以上规模的数据量。根据 IDC 公司监测，全球数据量大约每两年就翻一番，预计到 2020 年，全球将拥有 40 ZB 的数据，并且 85% 以上的数据以非结构化或半结构化的形式存在。

2. 数据种类多（Variety）

随着传感器种类的增多以及智能设备、社交网络等的流行，数据种类也变得更加复杂。相对于以往便于存储的文本形式或者结构化数据，如今非结构化数据越来越多，包括网络日志、音频、视频、图片、机器数据、地理位置等各种复杂结构的数据，这些多类型的数据对数据的处理能力提出了更高要求。

3. 处理速度快（Velocity）

数据每分每秒都在爆炸性地增长，数据的快速动态变化使得流式数据成为大数据的重要特征。与传统数据挖掘不同，全国用户每天产生和更新的微博、微信和股票信息等数据，随时都在传输，这就要求大数据的处理必须具有较强的实时性，能够实时地查询、分析、推荐等。

4. 数据价值高密度低（Value）

在海量的数据中，存在着巨大的待挖掘的商业价值，然而在数据呈指数增长的同时，隐藏在海量数据中的有用信息却没有按相应比例增长。恰恰相反，挖掘大数据的价值类似于沙里淘金，从海量数据中挖掘稀疏珍贵的信息。例如，商场的监控视频，在连续数小时的监控过程中有用的数据可能仅有几秒。如何通过强大的机器学习和高级分析，迅速地完成大数据价值的提取，挖掘出大数据的应用价值，是大数据技术发展与应用的重点。

1.1.2　大数据分类

为了简化大数据类型的复杂性，按照目前业界比较认可的分类方式，可以按照数据结构和处理数据所需的时间跨度对大数据进行分类。

1. 按照数据结构分类

在信息社会，大数据（信息）可以按其数据结构划分为两大类：一类能够用数据或统一的结构加以表示，我们称之为结构化数据，如数字、符号；而另一类无法用数字或统一的结构表示，如文本、图像、声音、网页等，我们称之为非结构化数据。结构化数据属于非结构化数据，是非结构化数据的特例。

结构化数据（即行数据）存储在数据库里，是可以用二维表结构来表达的数据。而不方便用数据库二维逻辑表来表达的数据，称为非结构化数据，包括所有格式的办公文档、文本、图片、XML、HTML、各类报表、图像和音频/视频信息等。非结构化数据又包含半结构化数据和无结构化数据。

1）结构化数据

结构化数据的特点是任何一列数据不可以再细分，并且任何一列数据都具有相同的数据类型。例如，SQL Server、Oracle、MySQL 等关系型数据库中的数据，均为结构化数据。关系型数据库存储的结构化数据示例如表 1-1 所示。

表 1-1 结构化数据示例

学　号	姓　名	科　目	成　绩
1110371	李颖	数学	83
1110412	王庆	语文	92

结构化数据类型是一种用户定义的数据类型，它包含了一系列的属性，每一个属性都有一个数据类型。属性是专门用来帮助描述类型实例的特性。

2）非结构化数据

非结构化数据库是指其字段长度可变，并且每个字段的记录又可以由可重复或不可重复的子字段构成的数据库，用它不仅可以处理结构化数据（如数字、符号等信息），而且更适合处理非结构化数据（全文文本、图像、声音、影视、超媒体等信息）。

非结构化 Web 数据库主要是针对非结构化数据而产生的，它和以往流行的关系数据库相比，最大区别在于它突破了关系数据库结构定义不易改变和数据定长的限制，支持重复字段、子字段以及变长字段，并实现了对变长数据和重复字段进行处理和数据项的变长存储管理。这使它在处理连续信息（包括全文信息）和非结构化信息（包括各种多媒体信息）中有着传统关系型数据库无法比拟的优势。

半结构化数据是介于完全结构化数据（如关系型数据库、面向对象数据库中的数据）和完全无结构的数据（如声音、图像文件等）之间的数据，HTML文档就属于半结构化数据。它一般是自描述的，数据的结构和内容混在一起，没有明显的区分。半结构化数据虽然也是结构化的数据，但是其结构变化很大。因为我们要了解数据的细节，所以不能将数据简单地组织成一个文件按照非结构化数据处理；又由于其结构变化很大，也不能够简单地建立一个表和它对应。比如存储员工的简历，每个员工的简历大不相同：有的员工的简历很简单，可能只包括教育情况；有的员工的简历却很复杂，可能包括工作情况、婚姻情况、出入境情况、户口迁移情况、党籍情况、技术技能等，还可能有一些我们没有预料的信息。通常，我们要完整地保存这些信息并不是很容易的，因为我们不会希望系统中的表结构在系统的运行期间进行变更。

无结构化数据是指那些非纯文本类型的数据，这类数据没有固定的标准格式，无法直接解析出其相应的价值。常见的无结构化数据有网页、文本文档、声音、图像和视频等。这类数据不容易收集和管理，甚至是无法直接查询和分析，因此对这类数据需要使用不同的处理方式。

2. 按照处理数据所需的时间跨度分类

按照处理数据所需的时间跨度，大数据可以分为以下三类：

（1）实时数据，主要包括财务流、复杂事件处理（Complex Event Processing，CEP）、入侵检测、欺诈检测等与实时业务相关的数据。

（2）近实时数据，例如与广告投送等业务相关的近实时数据。

（3）批处理数据，例如零售、取证、生物信息学、地理数据以及多种类型的历史数据。

1.2　大数据通用技术

大数据技术，就是从各种类型的数据中快速获取有价值信息的技术。大数据领域已经涌现出了大量新的技术，它们成为大数据采集、存储、挖掘和呈现的有力武器。本节重点介绍与大数据处理相关的通用技术，主要包括数据采集与预处理、数据存储、数据处理、数据分析与挖掘以及安全与隐私保护等技术。

1.2.1　数据采集与预处理

随着大数据时代的到来，对大数据的挖掘与分析已经成为当今的研究热点，而数据采集是大数据挖掘和分析的基础。因此，有效的数据采集与预处理技术对大数据挖掘研究具有十分重要的意义。

1. 数据采集渠道

大数据的采集渠道多种多样。比如：在智能交通中，数据的采集有基于 GPS 的定位信息采集、基于交通摄像头的视频采集、基于交通卡口的图像采集、基于路口的线圈信号采集等；在互联网上的数据采集是对各类网络媒介（如搜索引擎、新闻网站、论坛、微博、博客、电商网站等）的各种页面信息和用户访问信息进行采集，采集的内容主要有文本信息、URL、访问日志、日期和图片等；在健康医疗领域，数据的采集渠道除了信息系统及平台外，还可以通过移动 App、智能终端、大型医疗设备、健康监测设备、基因测序仪和可穿戴设备等多种方式进行采集。

2. 数据采集方法

针对不同的数据采集渠道，需要采用不同的数据采集方法。比如，对于企业生产经营数据或学科研究数据等保密性要求较高的数据，可以通过与企业或研究机构合作，使用特定系统接口等相关方式采集数据；对于网络数据的采集，需要通过网络爬虫或网站公开 API 等方式从网站上获取数据信息，可以将非结构化数据从网页中抽取出来，支持图片、音频、视频等文件或附件的采集，附件与正文可以自动关联。除了网络中包含的内容之外，对于网络流量的采集，可以使用 DPI 或 DFI 等带宽管理技术进行处理；对于系统日志的采集，很多企业都有自己的海量数据采集工具，例如 Hadoop 的 Chukwa，Apache 的 Flume，Facebook 的 Scribe 等，这些工具均采用分布式架构，能满足每秒数百 MB 的日志数据的采集和传输需求。

3. 数据采集工具

下面介绍几款主流的数据采集工具。

1）流数据采集工具——Flume[1,2]

Apache Flume 可以收集 Web 或应用服务器、网络服务器、操作系统等流数据资源，将这些数量庞大的数据从各项数据资源中直接装载到目标数据库中。Flume 是一个高可用性、可靠和分布式的海量日志采集、聚合和传输系统，其设计原理也是基于将数据流（如日志数据）从各种网站服务器上汇集起来存储到 HDFS、HBase 等集中存储器中。Flume 支持各种源协议，如 Avro、Thrift、Syslog 和 NetCat 等，也能够处理任何分隔符文件格式。其结构如图 1-2 所示。

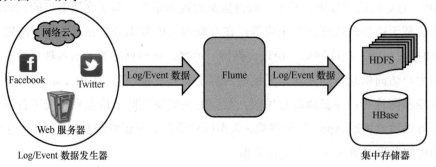

图 1-2　Flume 的结构

事件（Event）作为 Flume 内部数据传输的最基本单元，它是由一个转载数据的字节数组（Byte Payload）和一个可选头部（Header）构成的，具体如图 1-3 所示。

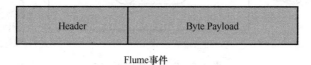

Flume事件

图 1-3　Flume 中的事件结构

Flume 的最小独立运行单元是 Agent。对于每一个 Agent 来说，它就是一个独立的守护进程 JVM，它从客户端接收数据，或者从其他的 Agent 接收数据，然后迅速地将获取的数据传给下一个目的节点 Sink 或 Agent。Flume 的基本模型如图 1-4 所示。

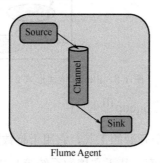

Flume Agent

图 1-4　Flume 基本模型

Agent 主要由 Source（源）、Channel（通道）、Sink（接收地）三个组件组成，Agent 通过管理它的组件完成事件流从一个外部源到目的地的过程。其中，Source 从数据发生器接收数据，并将接收的数据以 Flume 的 event 格式传递给一个或者多个 Channel；Flume 提供多种数据接收的方式，比如 Avro、Thrift 等。Channel 是一种短暂的存储容器，它将从 Source 处接收到的 event 格式的数据缓存起来，直到它们被 Sink 消费掉，它在 Source 和 Sink 间起着桥梁的作用。Channel 是一个完整的事务，这一点保证了数据在收发时的一致性，并且它可以与任意数量的 Source 和 Sink 链接。支持的类型有：JDBC Channel，File System Channel，Memort Channel 等。Sink 将数据存储到集中存储器（如 Hbase 和 HDFS），它从 Channel 消费数据（event）并将其传递给目的地，其目的地可能是另一个 Sink，也可能 HDFS 或 HBase。Flume 的传递形式如图 1-5 和图 1-6 所示。

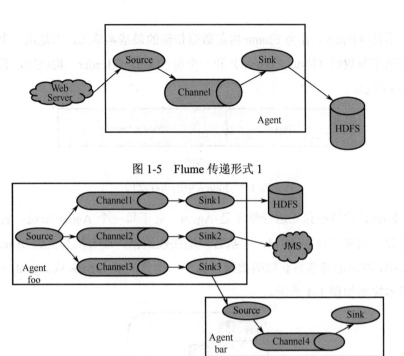

图 1-5　Flume 传递形式 1

图 1-6　Flume 传递形式 2

2）数据传输工具——Sqoop[1]

Apache Sqoop 是一个开源的工具，它用于将数据从结构化存储器（包括结构化的数据库、数据仓库、基于文档的系统等）抽取到 Hadoop 系统（以及与其相关的系统，如 HBase、Hive）中；同时也可以把数据从 Hadoop 系统中抽取并导入到结构化数据库里。其作用示意图如图 1-7 所示。

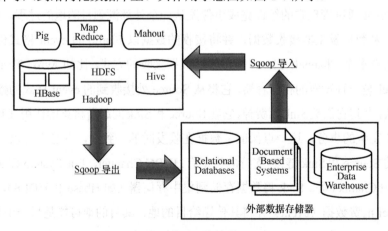

图 1-7　Sqoop 的作用示意图

Sqoop 架构非常简单，它整合了 Hive、Hbase 和 Oozie，通过 MapReduce 任务来传输数据，从而提供并发特性和容错性，如图 1-8 所示。

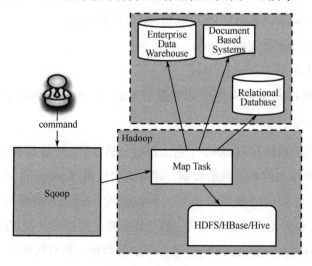

图 1-8　Sqoop 架构

Sqoop 主要通过 JDBC 和关系数据库进行交互。理论上，支持 JDBC 的数据库都可以使用 Sqoop 和 HDFS 进行数据交互，例如 Oracle、DB2、SQL Server、MySQL 等。同时，Sqoop 能够将数据库的数据导入到 HDFS 中，并可以保存多种文件类型，常见的有分隔符文本类型、Avro 二进制类型及序列化文件类型等。

Sqoop 主要使用了 import 和 export 这两个工具，其功能非常强大，提供了很多选项帮助我们完成数据的迁移和同步。

业务数据存放在关系数据库中，如果数据量达到一定规模后需要对其进行分析或统计，单纯使用关系数据库可能会成为瓶颈，这时需要使用 Sqoop 的 import 工具将数据从业务数据库数据导入到 Hadoop 平台进行离线分析。import 数据导入工具的特点如下：

（1）支持文本文件（--as-textfile）、avro（--as-avrodatafile）、SequenceFiles（--as-sequencefile），RCFILE 暂未支持，默认为文本；

（2）支持数据追加，通过--apend 指定；

（3）支持 table 列选取（--column），支持数据选取（--where），可以和--table

一起使用；

（4）支持数据选取，例如读入多表 join 后的数据 SELECT a.*，b.* FROM a JOIN b on （a.id == b.id），不可以和--table 同时使用；

（5）支持 map 数定制（-m）；

（6）支持压缩（--compress）；

（7）支持将关系数据库中的数据导入到 Hive（--hive-import）、HBase（--hbase-table）。

对大规模的数据在 Hadoop 平台上进行分析以后，可能需要将结果同步到关系数据库中作为业务的辅助数据，这时需要使用 Sqoop 的 export 工具将 Hadoop 平台分析后的数据导出到关系数据库。export 数据导出工具能将 HDFS 上的文件导出到关系数据库。其工作原理是根据用户指定的分隔符（字段分隔符：--fields-terminated-by）读入并解析数据，然后转换成 insert/update 语句导入数据到关系数据库。它具有以下特点：

（1）支持将数据导出到表（--table）或者调用存储过程（--call）；

（2）支持 insert、update 模式；

（3）支持并发控制（-m）。

3）数据接入工具——Kafka[1, 3]

在实际的数据采集与处理过程中，存在数据采集速度与处理速度不同步的情况，这时就需要使用一个消息中间件来作为缓冲，典型的消息中间件包括 Kafka、RabbitMQ、Redis、ZeroMQ、ActiveMQ 等。下面重点介绍一下 Kafka。

Apache Kafka 是一种开源的、分布式的、基于发布/订阅的消息系统，因其分布式及高吞吐率而被广泛使用。通过使用 Kafka 消息系统，可以实现解耦、冗余、可扩展、峰值处理、可恢复、顺序保证、缓冲、异步通信等多种功能。Kafka 现已和 Cloudera Hadoop、Apache Storm、Apache Spark 集成。Kafka 主要为了实现以下目标：

（1）以时间复杂度为 0(1)的方式提供消息持久化能力，即使对 TB 级以上数据也能保证常数时间复杂度的访问性能；

（2）高吞吐率，即使在非常廉价的商用机器上也能做到单机支持每秒数十万条以上消息的传输；

（3）支持 Kafka Server 间的消息分区及分布式消费，同时保证每个 Partition 内的消息顺序传输；

（4）同时支持离线数据处理和实时数据处理；

（5）Scale out：支持在线水平扩展。

在 Kafka 架构中，涉及的术语主要包括：

（1）broker：Kafka 集群包含一个或多个服务器，这种服务器被称为 broker；

（2）Topic：每条发布到 Kafka 集群的消息都有一个类别，这个类别被称为 Topic（物理上不同 Topic 的消息分开存储，逻辑上一个 Topic 的消息虽然保存于一个或多个 broker 上，但用户只需指定消息的 Topic 即可生产或消费数据而不必关心数据存于何处）；

（3）Partition：是物理上的概念，每个 Topic 包含一个或多个 Partition；

（4）Producer：负责发布消息到 Kafka broker；

（5）Consumer：消息消费者，向 Kafka broker 读取消息的客户端；

（6）Consumer Group：每个 Consumer 属于一个特定的 Consumer Group（可为每个 Consumer 指定 group name，若不指定 group name 则属于默认的 group）。

其中，Topic 在逻辑上可以被认为是一个队列，每条消费都必须指定它的 Topic，可以简单理解为必须指明把这条消息放进哪个队列里。为了使得 Kafka 的吞吐率可以线性提高，物理上把 Topic 分成一个或多个 Partition，每个 Partition 在物理上对应一个文件夹，该文件夹下存储这个 Partition 的所有消息和索引文件。

一个典型的 Kafka 集群包含若干 Producer（可以是 Web 前端产生的 Page View，或者是服务器日志，系统 CPU、Memory 等），若干 broker（Kafka 支持水平扩展，一般 broker 数量越多，集群吞吐率越高），若干 Consumer Group，以及一个 Zookeeper 集群。Kafka 通过 Zookeeper 管理集群配置，选举"leader"，以及在 Consumer Group 发生变化时进行"rebalance"。Producer 使用 push 模式将消息发布到 broker，Consumer 使用 pull 模式从 broker 订阅并消费消息。Kafka 集群结构如图 1-9 所示。

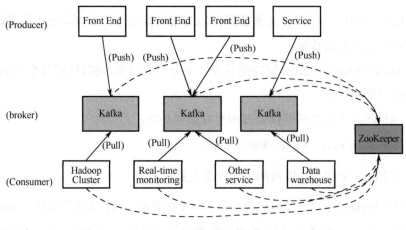

图 1-9　Kafka 集群结构

Kafka 作为一个消息系统，在消息推送方面遵循了传统的方式，选择由 Producer 向 broker "push" 消息，并由 Consumer 从 broker "pull" 消息。一些日志中心系统，如 Facebook 的 Scribe 和 Cloudera 的 Flume，就采用 push 模式。事实上，push 模式和 pull 模式各有优劣。

push 模式很难适应消费速率不同的消费者，因为消息发送速率是由 broker 决定的。push 模式的目标是尽可能以最快速度传递消息，但是这样很容易造成 Consumer 来不及处理消息，典型的表现就是拒绝服务以及网络拥塞。而 pull 模式则可以根据 Consumer 的消费能力以适当的速率消费消息。

对于 Kafka 而言，pull 模式更合适。pull 模式可简化 broker 的设计，Consumer 可自主控制消费消息的速率，同时可自己控制消费方式——可批量消费也可逐条消费，还能选择不同的提交方式从而实现不同的传输语义。

另外，Kafka 的设计理念之一就是同时提供离线处理和实时处理。根据这一特性，可以使用 Storm 这种实时流处理系统对消息进行实时在线处理，也可同时使用 Hadoop 这种批处理系统进行离线处理，还可同时将数据实时备份到另一个数据中心，只需保证这三个操作所使用的 Consumer 属于不同的 Consumer Group 即可。图 1-10 所示是 Kafka 在 Linkedin 的一种简化部署示意图。

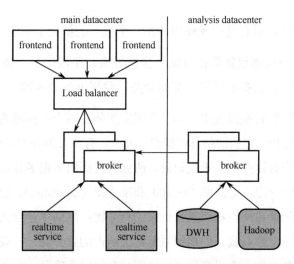

图 1-10　Kafka 在 Linkedin 的一种简化部署示意图

4. 数据预处理技术

数据预处理技术通常情况是指 ETL（Extraction，Transformation，Loading）即数据的抽取、转换与装载。

1）数据抽取

数据抽取负责将各个数据源中的数据提取出来，主要包括全量抽取和增量抽取。全量抽取是指将数据源中的数据从数据库中原样抽取出来；而增量抽取是指只抽取截止到上次抽取时间节点后数据库中新增或者修改的数据。目前增量抽取应用的更为广泛。增量抽取过程中如何定位、获取变化的数据是其实现的关键。对于获取增量数据，一般有两点要求：第一是准确性，能够将业务系统变化的数据按照一定频率准确地捕获；第二是性能，捕获变化数据的过程，不能对业务系统造成太大的压力，不能影响业务系统的正常运行。

2）数据转换

从数据源抽取的数据不一定完全满足目标数据库的需求，如数据格式不一致、数据输入错误、数据不完整等，因此需要对抽取的数据进行转换。

数据转换过程必须满足如下条件：不论是单数据源还是多数据源，都要检测并且除去数据中所有明显的错误和不一致；尽可能地减少人工干预和用户的编程工作量，而且要容易扩展到其他数据源；要有相应的描述语言来指定数据转换操作，所有这些操作应该在一个统一的框架下完成。

数据转换一般都包括数据过滤、数据替换、字段映射、数据清洗、数据计算、数据验证、数据加解密、数据合并、数据拆分等步骤。

在实际的数据转换过程中，同一个现实实体在两个数据源的记录中可能用不同的主键来标识，它们的信息可能存在冗余，有些互为补充，有些互相矛盾。为了识别并且合并这些相似重复记录，研究人员提出了很多算法。这些算法有两个重要的评价标准：记忆率（recall）和准确率（precision）。记忆率是指识别出的相似重复记录占所有相似重复记录的百分比；准确率是指在算法识别出的相似重复记录里，那些真正的相似重复记录所占的百分比。一般来说，在这两个指标之间需要权衡，在提高记忆率的同时会损害准确率；反之亦然。

因此，要很好地完成数据转换过程，一定要结合特定应用领域的知识。人们通常将领域知识用规则的形式表示出来。例如，利用专家系统的外壳，以方便规则的表示和利用。在转换过程中需要专家的干预。当系统遇到不能处理的情况时，报告异常，要求用户辅助做出决定。同时，系统可以通过机器学习的方法修改知识库，当再次遇到类似情况时，可以作出相应的处理。

3）数据装载

作为 ETL 流程的最后一步，装载流程负责将转换后的数据装载到最终目标数据库中。数据装载所采用的技术方法由数据操作类型和数据体量来决定，一般可以通过 SQL 语句的方式，也可以采用批量装载的方式。装载步骤中的关键组件是代理键管道（surrogate key pipeline），代理键管道主要用于将加载完成的数据表内的自然键替换成代理键。在代理键管道内，维度表的主键与外键仍然得到保留；但是为了提升系统性能，在完成加载以后，一些约束条件将被去除而仅保留自然键进行。

目前，ETL 工具中典型的代表产品有 Informatica 的 PowerCent、Ascential 的 Datastage、Oracle 的 OWB、Microsoft SQLServer2000 的 DTS、Microsoft SQLServer2005 的 SSIS 服务等。这些 ETL 工具在数据存储之前使用，可以大大提高数据的质量、准确性等。

1.2.2　数据存储技术

随着大数据时代的到来，系统中需要存储的数据越来越多，数据也呈现出越来越复杂的结构。如何对海量数据进行组织、存储变得尤为重要，其中存储技术是关键。存储数据是数据流在加工过程中产生的临时文件或加工过程中需要查找的信息[4]，它以某种格式记录在计算机内部或外部存储介质上。

1. HDFS 分布式文件系统

HDFS 是 Hadoop 框架的分布式并行文件系统，是分布式计算的存储基石。它负责数据的分布式存储及数据的管理，并能提供高吞吐量的数据访问。

HDFS 的基本特征如下：

（1）对于整个集群有单一的命名空间。

（2）文件会被分割成多个文件块，每个文件块被分配存储到数据节点上，而且根据配置会有复制的文件块来保证数据安全性。

（3）运行在 HDFS 之上的应用一般都拥有大量数据。一个 HDFS 文件通常大小在 GB 到 TB 之间。因此，HDFS 能很好地支持大容量文件。它在一个集群上能提供相当高的数据带宽，并能将数据拓展到数百个节点。在一个应用实例中，它可以支持数以百万计的数据文件，展现其大数据性。

（4）数据一致性。适合一次写入多次读取的模型，客户端在成功创建文件之后，才能看到文件的存在。

（5）HDFS 可以轻易在不同平台间进行移植。这有利于 HDFS 成为一个处理拥有大数据应用的首选平台，并被广泛使用。它拥有容错的、可伸缩的、非常易于扩展的框架结构。

（6）通常情况下，HDFS 的默认配置适用于大多数集群，只有在一个非常大规模的集群上才需要修改默认配置。

（7）支持 shell 命令行风格的 HDFS 目录交互。

（8）HDFS 是基于 java 编写的，可广泛运行在多种软硬件平台上。

（9）HDFS 经常性地实现新的特性和改进，以适应更多的技术需求。

（10）NameNode 和 DataNode 都内建了 Web 服务器，可以方便地查看集群的状态。

1）HDFS 的结构

HDFS 的体系框架是 Master/Slave 结构，一个典型的 HDFS 通常由单个 NameNode 和多个 DataNode 组成。NameNode 是一个中心服务器，负责文件系统的命名空间的操作，比如打开、关闭、重命名文件或目录，它负责维护文件路径到数据块的映射，数据块到 DataNode 的映射，以及监控 DataNode 的心跳和维护数据块副本的个数。集群中的 DataNode 一般是一个节点部署一个，负责管理它所在节点上的存储。HDFS 暴露了文件系统的命名空间，用户能够以文件的形式在上面存储数据。从内部看，一个文件其实被分成一个或多个数据块，这些块存储在一组 DataNode 上。DataNode 负责处理文件系统客户端的读写请求。在 NameNode 的统一调度下进行数据块的创建、删除和复制。

文件在 HDFS 中的存储结构如图 1-11 所示。

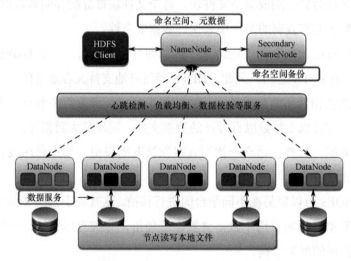

图 1-11   文件在 HDFS 中的存储结构

Client：客户端访问 HDFS。用户与文件系统打交道的接口，它提供读写文件、管理文件的接口操作。与 NameNode 交互，获取文件位置信息。与 DataNode 交互，读取和写入数据。

NameNode（仅一个）：Master 节点，也称为命名节点。在 HDFS 内部提供元数据服务,用于存储 HDFS 的元数据,例如文件名、文件目录结构、文件属性(生成时间、副本数、文件权限等)、数据块映射信息等,同时配置副本策略,处理客户端请求。

DataNode： Slave 节点,也称为数据节点。它为 HDFS 提供存储块,存储实际的数据,汇报存储信息给 NameNode。存储在 HDFS 中的文件被分成块,然后将这些块复制到多个计算机中(DataNode)。DataNode 在本地文件系统中存储块数据及块数据的校验。

Secondary NameNode： 辅助 NameNode,分担其工作量。定期合并 fsimage 和 fsedits,推送给 NameNode。紧急情况下,可辅助恢复 NameNode,但 Secondary NameNode 并非 NameNode 的热备。

在一个 Hadoop 集群中,包含一个 NameNode 和大量 DataNode。HDFS 内部的所有通信都基于标准的 TCP/IP 协议。

2)HDFS 的文件读写原理

HDFS 工作原理如图 1-12 所示。

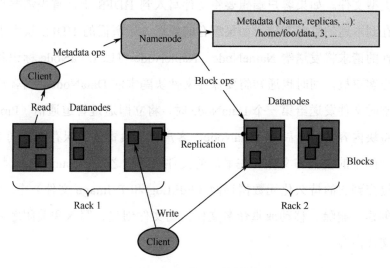

图 1-12　HDFS 工作原理

HDFS 针对的使用场景是数据读写,具有"一次写,多次读"的特征,而数据"写"操作是顺序写,也就是在文件创建时的写入或者在现有文件之后的添加操作。HDFS 保证一个文件在一个时刻只被一个调用者执行写操作，而可以被多个调用者执行读操作。

HDFS 采用"块"作为其管理的文件存储单元。HDFS 的"块"通常为 64 MB 或者 128 MB。HDFS 中的一块数据位于一个节点上，而一个大型文件可能存储在多个块的单元中，一个文件所在块可以位于不同的节点。

HDFS 中的命名节点维护文件系统的逻辑结构，文件的元信息包括文件数据实际存储位置信息，它是文件系统可访问的关键。命名节点将文件系统的信息存储在内存中以供快速访问和操作，同时将数据持久化存储到本地文件系统和远程文件系统（如 NFS）中以备故障恢复。同时，HDFS 也可以使用备份命名节点并与主命名节点实现数据同步，以便主命名节点失效后备份节点快速接管主命名节点的任务。选择性能好、可靠性高的服务器充当命名节点也可以提高 HDFS 的可用性。

HDFS 的文件读写操作[1]：HDFS 的主要作用是支持以流的形式访问写入的大型文件。如果客户端想要将文件写入到 HDFS 上，首先需要将该文件缓存到本地的临时存储。如果缓存的数据大于所需的 HDFS 块大小，创建文件的请求将发送给 NameNode。NameNode 将以 DataNode 标识和目标块响应客户机，同时也通知将要保存文件块副本的 DataNode。当客户机开始将临时文件发送给第一个 DataNode 时，将立即通过管道通信（Pipeline）方式将块内容转发给副本 DataNode。客户机也负责创建保存在相同 HDFS 名称空间中的校验和文件。在最后的文件块发送之后，NameNode 将文件创建提交到它的持久化元数据存储（EditLog 和 FsImage 文件）中。HDFS 可以创建、删除、移动或重命名文件，当文件创建、写入和关闭之后不能修改文件内容。

HDFS 基本写文件操作如图 1-13 所示。

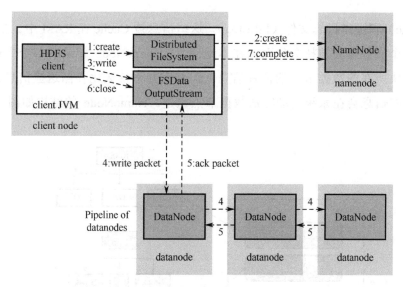

图 1-13 HDFS 基本写文件操作

HDFS 基本读文件操作如图 1-14 所示。

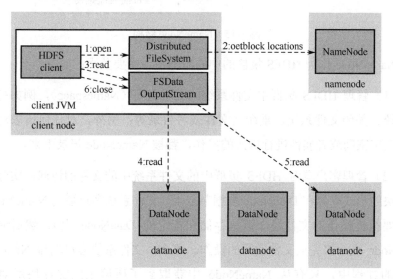

图 1-14 HDFS 基本读文件操作

3）NameNode 管理

NameNode 管理着文件系统的 NameSpace。它维护着文件系统树（FileSystem Tree）以及文件树中所有的文件和文件夹的元数据（MetaData）。管理这些信息的文件有两个，分别是 NameSpace 镜像文件（NameSpace

Image）和操作日志文件（Edit log），这些信息被 Cache 在 RAM 中。当然，这两个文件也会被持久化存储在本地硬盘。NameNode 记录着每个文件中各个块所在的数据节点的位置信息，但是它并不持久化存储这些信息，因为这些信息会在系统启动时从数据节点重建。NameNode 的结构如图 1-15 所示。

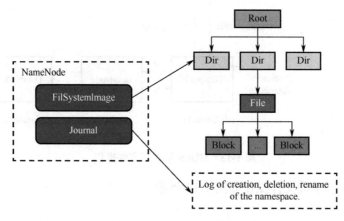

图 1-15　NameNode 结构

NameNode 作为 HDFS 集群的中心服务器，主要负责：

（1）管理 HDFS 集群中文件系统的名字空间（Namespace），例如打开文件系统、关闭文件系统、重命名文件或者目录等；另外，对任何请求对文件系统名字空间或者属性进行修改的操作，都被 NameNode 记录下来。

（2）管理客户端对 HDFS 集群中的文件系统中的文件的访问，实际上文件以块的形式存储在 DataNode 数据节点上，文件系统客户端向 NameNode 请求所要执行操作的文件块（该块存储在指定的 DataNode 上），然后通过与 DataNode 交互来完成文件读写的操作。那么，文件系统客户端与 NameNode 交互的过程中，只有从 NameNode 中获取到了所请求的文件块所对应的 DataNode，才能执行文件的读写操作。也就是说，NameNode 还负责确定指定的文件块到具体的 DataNode 的映射关系。

（3）管理 DataNode 的状态报告，包括 DataNode 的健康状态报告和其所在节点上数据块状态报告，以便能够及时处理失效的数据节点。

NameNode 数据访问：客户端（Client）代表用户与 NameNode 交互来访

问整个文件系统。客户端提供了一系列的文件系统接口及应用 API，在开发时只需与相应的 API 交互，即可完成所需的功能。NameNode 数据访问流程如图 1-16 所示。

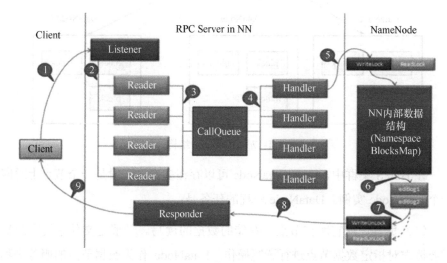

图 1-16 NameNode 数据访问流程

4）DataNode 管理

由于 DataNode 数量可以成千上万，NameNode 只有一个，为了减轻 NameNode 的负担，NameNode 上并不永久保存哪个 DataNode 上有哪些数据块的信息，而是通过 DataNode 启动时的上报，来更新 NameNode 上的映射表。

DataNode 在和 NameNode 建立连接以后，就会不断地和 NameNode 保持心跳。心跳的返回包含了 NameNode 对 DataNode 的一些命令，如删除数据库或者是把数据块复制到另一个 DataNode。NameNode 不会发起到 DataNode 的请求，在通信过程中，它们是严格的客户端/服务器架构。

在客户端进行写操作时，DataNode 需要相互配合，保证写操作的一致性。

DataNode 管理包括两部分：一部分是对本地数据块的管理；另一部分是对其他节点的管理。DataNode 的结构如图 1-17 所示。

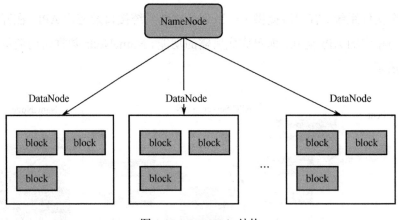

图 1-17　DataNode 结构

在 HDFS 集群中，一个 DataNode 可以存在多个，一般是一个节点上对应一个 DataNode 实例。DataNode 进程的任务是：

（1）负责管理它所在节点上存储的数据的读写。一般是文件系统客户端需要请求对指定数据节点进行读写操作，DataNode 作为数据节点的服务进程与文件系统客户端打交道。同时，是否需要执行对文件块的创建、删除、复制等操作，DataNode 进程还要在 NameNode 的统一指挥调度下完成。在与 NameNode 交互过程中，当收到了可以执行文件块的创建、删除或复制操作的命令后，才开始让文件系统客户端执行指定的操作。具体文件的操作并不是 DataNode 来实际完成的，而是经过 DataNode 许可后，文件系统客户端进程执行实际操作。

（2）向 NameNode 报告状态。每个 DataNode 会周期性地向 NameNode 发送心跳信号和文件块状态报告，以便 NameNode 获取到工作集群中 DataNode 节点状态的全局视图，从而掌握它们的状态。当存在 DataNode 节点失效的情况时，NameNode 会调度其他 DataNode 执行失效节点上文件块的复制处理，保证文件块的副本数达到规定数量。

（3）执行数据的流水线复制。当文件系统客户端从 NameNode 服务器进程获取到需要进行复制的数据块列表（列表中包含指定副本的存放位置，即某个 DataNode）后，会首先将客户端缓存的文件块复制到第一个 DataNode 上，此时并非整个块都复制到第一个 DataNode 完成以后才复制到第二个

DataNode 上，而是由第一个 DataNode 向第二个 DataNode 复制……如此下去完成文件块及其块副本的流水线复制。

通过上面的叙述，在 HDFS 集群中，存在三个主要的进程：NameNode 进程、DataNode 进程和文件系统客户端进程，这三个进程之间都是基于 Hadoop 实现的 RPC 机制进行通信的，该 IPC 模型基于 Client/Server 模式进行通信。因此，上述三个进程之间存在如下端到端通信与交互：

➤ （Client）DataNode / NameNode（Server）；

➤ （Client）DFS Client / NameNode（Server）；

➤ （Client）DFS Client / DataNode（Server）；

➤ （Client）DataNode A / DataNode B（Server）。

5）HDFS 的数据接入方式

FTP 接入：支持通过标准的 FTP 协议和 FTP 客户端直接访问 HDFS 文件。

NFS 接入：支持通过标准的 NFS 协议和 NFS 客户端直接访问 HDFS 文件。

6）HDFS 的数据均衡

Hadoop 集群中，包含一个 Balancer 程序，通过运行这个程序，可以使 HDFS 集群达到一个平衡的状态。

（1）支持 DataNode 负载均衡，根据全局数据量及集群状态均衡 DataNode 上的数据块负载。一般情况下，数据在录入集群时就进行负载均衡，根据各个节点的情况来做数据平衡分发存放。

（2）支持写入数据时自动数据均衡，同时也支持手动命令进行数据均衡，并制定均衡阈值。

在新增节点之后，会自动进行负载均衡。如果想手动实现负载均衡则需要使用 balancer 命令。对于这个命令，一般是有一个阈值（支持手动设定），默认是 10%。也就是说，节点之间差额不超过 10%，集群认为就是均衡的。当然，负载越平均，查询就越快，但是均衡的过程会耗时不少。

如果想要制定阈值，用户可以在执行 balancer 命令时进行手动设定。

（3）支持将数据块的一个副本放在正在写这个数据块的节点上，将其他副本分布到其余任意节点，减少网络 I/O。

由于 Hadoop 的 HDFS 对数据文件的分布式存放是按照分块 block 存储，每个 block 会有多个副本（默认为 3），并且为了数据的安全和高效，所以 Hadoop 默认对 block 采用副本存放策略。

（4）在某节点磁盘存满时，进行手动数据均衡，启动均衡计划逐步将数据迁移到磁盘空闲的数据节点上。

（5）在节点数量变更的情况下，进行数据均衡和数据副本迁移。

（6）在系统进行数据均衡的过程中，系统需保持业务的正常支撑，且没有性能下降。

2. NoSQL 非关系型分布式数据库

大数据通常采用分布式存储，非关系型分布式数据库（NoSQL）是分布式存储的主要技术。NoSQL 是 Not Only SQL 的缩写，它不一定遵循传统数据库的一些基本要求，比如遵循 SQL 标准、ACID 属性、表结构等。相比传统数据库，称它为分布式数据库管理系统更为合适，数据存储被简化并且更灵活。它的主要特点包括：易扩展，灵活的数据模型，高可用性，大数据量，高性能等。

目前主要有四种非关系型数据库管理系统，即基于列存储的 NoSQL、基于 Key-value 键值对存储的 NoSQL、基于文档的数据库和图表数据库。下面重点介绍基于列存储的 NoSQL 数据库 HBase。

1）列存储 HBase

HBase 是一个分布式、可伸缩的 NoSQL 数据库，它构建在 Hadoop 基础设施之上，如图 1-18 所示。依托于 Hadoop 的迅猛发展，HBase 在大数据领域的应用越来越广泛，成为目前 NoSQL（非关系型数据库）数据库中表现最耀眼、呼声最高的产品之一。HBase 是基于 Hadoop 的开源数据库，它以 Google

的 BigTable 为原型，设计并实现了具有高可靠性、高性能、列存储、可伸缩、实时读写的数据库系统，用于存储粗粒度的结构化数据。

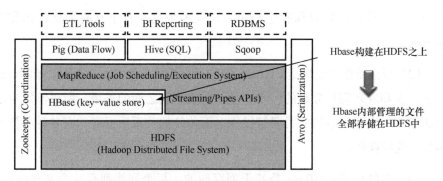

Hbase构建在HDFS之上

Hbase内部管理的文件全部存储在HDFS中

图 1-18　HBase 在 Hadoop 中的位置

　　HBase 介于 NoSQL 和 RDBMS 之间，只能通过主键（row key）和主键的 range 来检索数据，仅支持单行事务（可通过 Hive 支持来实现多表 join 等复杂操作），主要用来存储非结构化和半结构化的松散数据。与 Hadoop 一样，HBase 主要依靠横向扩展，通过不断增加廉价的商用服务器来增加计算和存储能力。作为一个较大的系统软件，HBase 由众多程序模块组成，它们分别实现 HBase 复杂而繁多的功能。HBase 基本架构如图 1-19 所示。

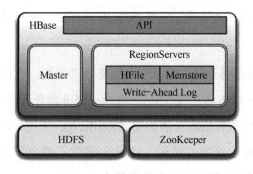

图 1-19　HBase 基本架构

　　HBase 大大不同于以前的关系数据库，它是按照 BigTable 来开发的，套用一个 BigTable 的定义就是：BigTable 是一个稀疏的、分布的、持续多维度的排序映射数组。HBase 就是这样一个基于列模式的映射数据库，它只能表示很简单的键-数据的映射关系，它大大简化了传统的关系数据库。HBase 有以下主要特点：

（1）数据类型简单：HBase 只有简单的字符串类型，所有类型都是交由用户自己处理，它只保存字符串。而关系数据库有丰富的类型选择和存储方式。

（2）数据操作方便快捷：HBase 操作只有很简单的插入、查询、删除、清空等，表和表之间是分离的，没有复杂的表和表之间的关系，所以不能也没有必要实现表和表之间的关联等操作。而传统的关系数据通常有各种各样的函数、连接操作。

（3）存储模式：HBase 是基于列存储的，每个列族都有几个文件保存，不同列族的文件是分离的。传统的关系数据库是基于表格结构和行模式保存的。

（4）和 Hadoop 无缝集成：Hadoop 分析后的结果可直接写入 HBase，存放在 HBase 的数据可直接通过 Hadoop 来进行分析。

（5）高性能随机写：WAL（Write Ahead Log）。

（6）强一致性：同一行数据的读写只在同一台 Region Server 上进行。

（7）水平伸缩：Region 的自动分裂以及 Master 的 balance；只要增加 DataNode 机器即可增加容量；只要增加 Region Server 机器即可增加读写吞吐量。

HBase 的服务器体系结构遵从主从服务器的架构，它由 HRegion 服务器群和 HBase Master 服务器构成。HBase Master 服务器负责管理所有的 HRegion 服务器，而 HBase 中所有的服务器都通过 ZooKeeper 来进行协调，并处理 HBase 服务器运行期间可能遇到的错误。HBase 逻辑上的表可能会被划分成多个 HRegion，然后存储到 HRegion 服务器群中。

当表的大小超过设置值时，HBase 会自动地将表划分为不同的区域，每个区域包含所有行的一个子集，靠主键来区分。从物理上看，一张表被拆分成了多块，每一块就是一个 HRegion。用"表名+开始、结束主键"来区分每个 HRegion，一个 HRegion 会保存一个表里面某段连续的数据，从开始主键到结束主键，一张完整的表格是保存在多个 HRegion 上的，每个区段的 HRegion 只会被一个 HRegion 服务器维护。HBase 的服务器体系结构如图 1-20 所示。

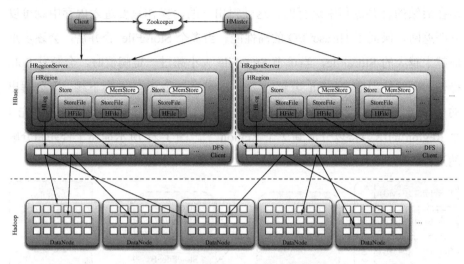

图 1-20　HBase 的服务器体系结构

Client：包含访问 HBase 的接口并维护 cache 来加快对 HBase 的访问。

Zookeeper：保证任何时候，集群中只有一个 Master；存储所有 Region 的寻址入口；实时监控 Region server 的上线和下线信息，并实时通知给 Master；存储 HBase 的 schema 和 table 元数据。Zookeeper 的引入使得 Master 不再是单点故障。

HMaster：为 Region server 分配 region；负责 Region server 的负载均衡；发现失效的 Region server 并重新分配其上的 region；管理用户对 table 的增删改查操作。

HRegion Server：主要负责响应用户 I/O 请求，向 HDFS 文件系统中读写数据，是 HBase 中最核心的模块。Region server 维护 region，处理对这些 region 的 I/O 请求。同时负责切分在运行过程中变得过大的 region。

HStore：是 HBase 存储的核心，由两部分组成，一部分是 MemStore，一部分是 StoreFile。MemStore 是 Sorted Memory Buffer，用户写入的数据首先会放入 MemStore，当 MemStore 满了以后会 Flush 成一个 StoreFile（底层实现是

HFile），当 StoreFile 文件数量增长到一定阈值时，会触发 Compact（合并）操作，将多个 StoreFile 合并成一个 StoreFile，合并过程中会进行版本合并和数据删除，因此可以看出 HBase 其实只有增加数据，所有的更新和删除操作都是在后续的合并过程中进行的，这使得用户的写操作只要进入内存中就可以立即返回，保证了 HBase I/O 的高性能。当多个 StoreFile 合并后，会逐步形成越来越大的 StoreFile，当单个 StoreFile 大小超过一定阈值时，会触发 Split 操作，同时把当前 Region 分解成 2 个 Region，父 Region 会下线，新分解出的 2 个子 Region 会被 HMaster 分配到相应的 HRegionServer 上，使得原先 1 个 Region 的压力得以分流到 2 个 Region 上。图 1-21 所示描述了合并和分解的过程。

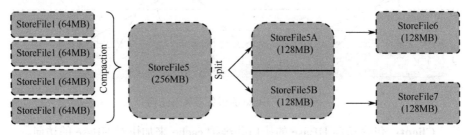

图 1-21　HStore 结构

HLog：HStore 在系统正常工作的前提下是没有问题的，但是在分布式系统环境中，无法避免系统出错或者宕机，因此一旦 HRegionServer 意外退出，MemStore 中的内存数据将会丢失，这就需要引入 HLog 了。每个 HRegionServer 中都有一个 HLog 对象；HLog 是一个实现 Write Ahead Log 的类，在每次用户操作写入 MemStore 的同时，也会写一份数据到 HLog 文件中，HLog 文件定期会滚动出新，并删除旧的文件（已持久化存储到 StoreFile 中的数据）。当 HRegionServer 意外终止后，HMaster 会通过 Zookeeper 感知到。它首先会处理遗留的 HLog 文件，将其中不同 region 的 Log 数据进行拆分，分别放到相应 region 的目录下；然后将失效的 region 重新分配，领取到这些 region 的 HRegionServer 在装载 region 的过程中，会发现有历史 HLog 需要处理，因此会将 HLog 中的数据复制到 MemStore 中，然后 flush 到 StoreFile，完成数据恢复。

HBase 与 RDBMS（传统关系数据库）的对比如图 1-22 所示。

	HBase	RDBMS
数据类型	只有字符串	丰富的数据类型
数据操作	简单的增删改查	各种各样的函数，表连接
存储模式	基于列存储	基于表格结构和行存储
数据保护	更新后旧版本仍会保留	替换
可伸缩性	可轻易地增加节点，兼容性高	需要中间层，牺牲功能

图 1-22　HBase 与 RDBMS（传统关系数据库）对比

接下来简要介绍一下其他三种类型的 NoSQL 数据库。

2）Key-value 存储 Redis

Redis 是一个高性能的 Key-value 存储系统，基于 C/C++开发，运行速度快，为了保证效率，数据都是缓存在内存中。采用 Master-Slave 架构。支持存储的 value 类型比较多，包括 string（字符串）、list（链表）、set（集合）和 zset（有序集合）。这些数据类型都支持 push/pop、add/remove 及取交集、并集和差集等丰富的操作，虽然采用简单数据或以键值索引的哈希表，但也支持复杂操作，同时支持事务，支持将数据设置成过期数据。

Redis 适用于数据变化快且数据库大小可预见（适合内存容量）的应用程序，如股票价格、数据分析、实时数据收集、实时通信等。

3）文档存储 MongoDB

MongoDB 是一个基于分布式文件存储的数据库，旨在为 Web 应用程序提供可扩展的高性能数据存储解决方案。MongoDB 是一个介于关系型数据库和非关系型数据之间的产品，是非关系型数据库中功能丰富又类似于关系型数据库的产品。它基于 C++开发，保留了 SQL 一些友好的特性（查询、索引）；基于 Master-Slave 架构，内建分片机制，数据存储采用内存到文件映射，对性能的关注超过对功能的要求；支持 JavaScript 表达式查询。

MongoDB 适用于需要动态查询支持，需要使用索引的分布式应用，对大数据库有性能要求，需要使用 CouchDB 但因为数据改变频繁而占满内存的应用程序。

4）图存储 Neo4J

Neo4J 基于 Java 语言开发，是基于关系的图形数据库。它可以独立使用或嵌入到 Java 应用程序，图形的节点和边都可以带有元数据，使用多种算法支持路径搜索，使用键值和关系进行索引，为读操作进行优化，支持事务（用 Java API），使用 Gremlin 图形遍历语言，支持 Croovy 脚本，支持在线备份、高级监控及高可靠性，支持使用 AGPL/商业许可。

Neo4J 适用于图形类数据，如社会关系、公共交通网络、地图以及网络拓扑等，这是 Neo4J 与其他 NoSQL 数据库的最显著区别。

3. 虚拟存储技术与云储存技术

为实现存储的低成本、高可扩展性与资源池化，需要用到虚拟存储技术和云存储技术。

1）虚拟存储技术

虚拟存储技术是指将存储系统的内部功能从应用程序、计算服务器、网络资源中进行抽象、隐藏或隔离，最终使其独立于应用程序、网络存储与数据管理。虚拟存储技术将底层存储设备进行抽象化统一管理，底层硬件的异构性、特殊性等特性都将被屏蔽，对于服务器层来说只保留其统一的逻辑特性，从而实现了存储系统资源的集中，提供方便、统一的管理。虚拟存储使管理员将不同的存储作为单个集合的资源来进行识别、配置和管理，存储资源的调度、存储设备的增减对于用户来说是透明的。相比于传统的存储，虚拟存储技术磁盘利用率高，存储灵活，管理方便，并且性能更好。

2）云存储技术

云存储是由云计算概念延伸并衍生发展而来的一个新的概念。云计算是并行处理、分布式处理以及网格计算的发展，是借由网络把巨大的计算处理程序自动拆分为无数个相对较小的子程序，然后通过多部服务器所形成的庞大系统经运算分析之后，再把得到的处理结果传回给用户。与云计算的概念相类似，云存储是凭借分布式文件系统、集群应用、网络技术等功能，通过应用软件将网络中大量不同类型的存储设备集合起来协同作用，实现对外共同提供数据存储以及业务访问功能的一个系统。这样，既保证了数据的安全性，也节约了存储空间。

云存储是一种新型存储系统，它的产生是为了便于处理高速增长的数据。相对于传统存储设备而言，云存储不单单是一个硬件，更是一个由多个部分组成的复杂系统，其中包含存储设备、网络设备、应用软件、接入网、公用访问接口、服务器、客户端程序等。存储设备是各部分的核心，对外提供的数据存储以及业务访问服务是通过应用软件来完成的。云存储系统由 4 层组成：存储层、基础管理层、应用接口层和访问层，如图 1-23 所示。

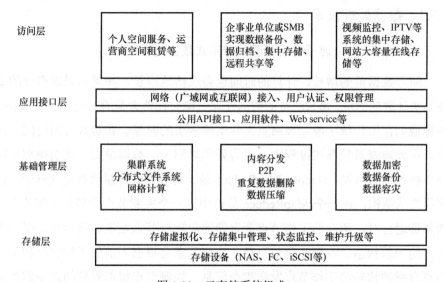

图 1-23　云存储系统组成

存储层是云存储最基础的部分。存储设备可以是 IP 存储设备，如 ANS 和 iSCSI 等；也可以是 DAS 存储设备，如 SCSI 或者 SAS 以及 FC 光纤通道存储设备等。云存储中的存储设备通常分布在不同地域且数量非常庞大，通过互联网、广域网或 FC 光纤通道把各个存储设备连接在一起。

统一存储设备管理系统在存储设备的上一层，它能够完成多链路冗余管理、存储设备的逻辑虚拟化管理以及硬件设备的状态监控与故障维护。基础管理层的主要任务是使云存储中多个存储设备之间可以协同工作，以便对外提供统一服务。它所采用的主要技术有集群系统、分布式文件系统和网格计算。为了保证云存储中的数据不会被未授权的用户所访问，它还提供了 CDN

内容分发系统以及数据加密技术。同时，为确保云存储中的数据不丢失以及云存储自身的安全和稳定，它还采取各种数据备份、数据容灾技术和措施。

应用接口层是云存储中最为灵活的部分。实际业务类型不同，不同的云存储运营单位开发的应用服务接口及提供的应用服务也不相同。

一旦用户获得云存储系统的授权后，就可以通过标准的公共应用接口进行登录并享受云存储服务。云存储提供的访问类型和访问手段会根据云存储运营单位的不同而有所差异。

1.2.3 数据处理技术

1. MapReduce 基于并行计算的分布式数据处理技术

随着数据量的增长，计算的时间也会成倍地增长。如果不采取有效的手段加快计算的速度，那么海量的数据计算可能会耗费大量的时间，比如 Google 声称他们在用传统手段处理网页文件倒排索引的时候会花费数月的时间。此外，在处理海量数据的过程中，因为处理时间长，数据量大，索引很容易出现各种各样的错误。Hadoop MapReduce 是一种分布式海量数据处理框架。它采用主从结构，在一个 MapReduce 集群中有一个控制节点和多个工作节点。当集群运行时，所有的工作节点会定期地向控制节点发送心跳信息，报告本节点的当前状态。收到心跳信息后，控制节点会根据当前的工作情况和工作节点自身的状态给工作节点发送指令信息。控制节点根据收到的指令信息会完成相应的动作。MapReduce 框架实现的是跨节点的通信，擅长横向扩充、负载均衡、失效恢复、一致性等功能，适合有很多批处理的大规模分布式应用，如日志处理、Web 索引建立等。

基于 MapReduce 写出来的应用程序能够运行在由普通机器组成的大型集群上，并以一种可靠容错的方式并行处理 TB 级以上的数据集。这允许没有任何并行和分布式系统经验的编程者轻松利用一个大型分布式系统中的资源。

在 MapReduce 框架中，用户进行的数据处理工作的基本单位是"作业"。在 MapReduce 集群中，"作业"被分成 Map 和 Reduce 两个阶段来执行。而在每个阶段，又有多个任务在并行执行。这些任务被分配到多个工作节点上执行，完成基本的数据处理工作。其中，在 Map 阶段从分布式文件系统中读取数据，并且将输入数据转换为键值对输出。Map 输出的键值对经过 shuffle 过程，即划分、合并和排序之后，具有相同键的键值对会被聚合在一起，交给 Reduce 任务处理。Reduce 任务一次会读取所有键相同的键值对进行处理，处理后的结果会输出到分布式文件系统。在作业执行过程中，系统会自动完成作业和任务的监控、调度和容错，用户只需简单地实现相应的接口即可。

　　MapReduce 采用了 Master/Slave（M/S）架构。它主要由以下几个组件组成：Client、JobTracker、TaskTracker 和 Task。MapReduce 的体系结构如图1-24 所示。

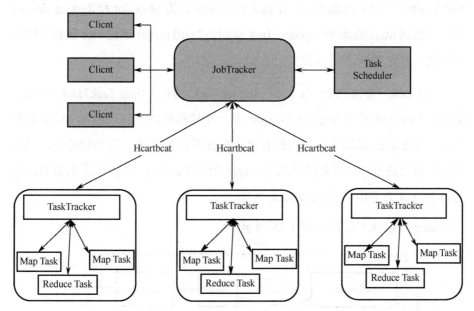

图 1-24　MapReduce 的体系结构

　　（1）Client：用户编写的 MapReduce 程序通过 Client 提交到 JobTracker 端；同时，用户可通过 Client 提供的一些接口查看作业运行状态。在 Hadoop 内部用"作业"（Job）表示 MapReduce 程序。一个 MapReduce 程序可对应若干个作业，而每个作业会被分解成若干个 Map/Reduce 任务（Task）。

　　（2）JobTracker：主要负责资源监控和作业调度。JobTracker 监控所有TaskTracker 与作业 Job 的健康状况，一旦发现失败情况后，会将相应的任务转移到其他节点；同时，JobTracker 会跟踪任务的执行进度、资源使用量等信息，并将这些信息告诉任务调度器，而调度器会在资源出现空闲时，选择合适的任务使用这些资源。在 Hadoop 中，任务调度器是一个可插拔的模块，用户可以根据自己的需要设计相应的调度器。

（3）TaskTracker：会周期性地通过 Heartbeat 将本节点上资源的使用情况和任务的运行进度汇报给 JobTracker，同时接收 JobTracker 发送过来的命令并执行相应的操作（如启动新任务、杀死任务等）。TaskTracker 使用"slot"等量划分本节点上的资源量。"slot"代表计算资源（CPU、内存等）。一个 Task 获取到一个 slot 后才有机会运行，而 Hadoop 调度器的作用就是将各个 TaskTracker 上的空闲 slot 分配给 Task 使用。slot 分为 Map slot 和 Reduce slot 两种，分别供 Map Task 和 Reduce Task 使用。TaskTracker 通过 slot 数目（可配置参数）限定 Task 的并发度。

（4）Task：分为 Map Task 和 Reduce Task 两种，均由 TaskTracker 启动。MapReduce 的处理单位是 split。split 是一个逻辑概念，它只包含一些元数据信息，比如数据起始位置、数据长度、数据所在节点等。它的划分方法完全由用户自己决定。但需要注意的是，split 的多少决定了 Map Task 的数目，因为每个 split 会交由一个 Map Task 处理。

Map Task 执行过程如图 1-25 所示。

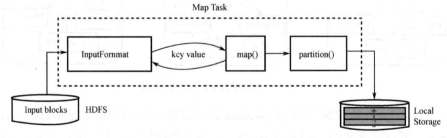

图 1-25 Map Task 执行过程

Map Task 先将对应的 split 迭代解析成一个个 key/value 对，依次调用用户自定义的 map（）函数进行处理，最终将临时结果存放到本地磁盘上，其中临时数据被分成若干个 partition(分片)，每个 partition 将被一个 Reduce Task 处理。

Reduce Task 执行过程如图 1-26 所示。

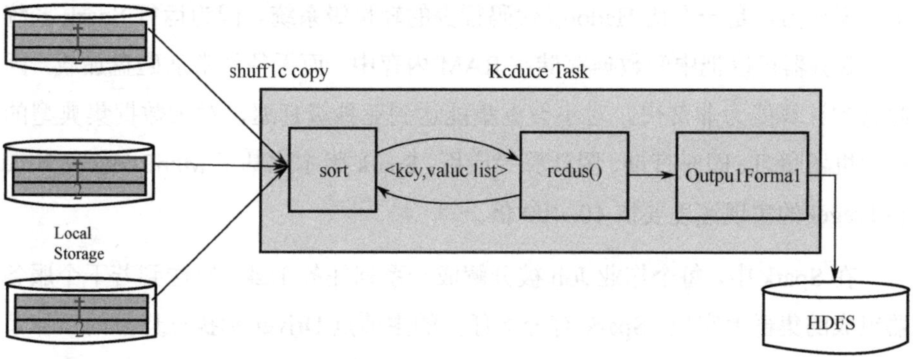

图 1-26　Reduce Task 执行过程

首先从远程节点上读取 Map Task 中间结果（称为"Shuffle 阶段"）；在按照 key 对 key/value 对进行排序（称为"Sort 阶段"）；最后依次读取 <key，value list>，调用用户自定义的 reduce（） 函数处理，并将最终结果存到 HDFS 上。

目前，众多厂商已经把 MapReduce 框架集成到了自己的产品或者解决方案中。微软的"Big Data Solution"、甲骨文的"Oracle Big Data Appliance"等都已经包含或者集成 Hadoop MapReduce。

MapReduce 相对于传统的海量数据处理技术而言有着巨大的优势，它高效、廉价、弹性、灵活，并且易用。

2. Spark 分布式内存计算处理技术

对于一些需要快速实时分析的业务操作，需要快速地对最新的业务数据进行分析处理。在线实时分析计算框架是为集群计算中特定类型的工作负载而设计的，引进了内存集群计算的概念。

Spark 是发源于美国加州大学伯克利分校 AMPLab 的集群计算平台，也是 Apache 基金会的开源项目。Spark 立足于内存计算，是一个具有快速和灵活迭代计算能力的分布式内存计算系统。它采用类似于 Hadoop 的集群计算框架，但 Spark 适用于特定工作负载类型的集群计算，这种计算在多个并行迭代操作之间需要共享工作数据集（如机器学习算法）。为了优化这种类型的计算，Spark 引入基于内存的集群计算，即将数据集缓存在内存中，减少磁盘访问延迟。

Spark 是由函数式语言 Scala 编写的项目，充分利用了 Scala 语言的简洁和丰富表达力，是一个比 Hadoop 代码行少的轻量级系统。因为运行 Spark 系统时，服务器可以把中间数据存储在 RAM 内存中，而无须经常从磁盘加载，因此它的计算能力非常快。对小数据集能达到亚秒级延迟，对大数据集典型的迭代机器学习、即时查询、图计算等应用，Spark 版本比基于 MapReduce、Hive 和 Pregel 的实现速度要快 10~100 倍。

在 Spark 中，每个作业 Job 被分解成一系列任务 Task，发送到若干个服务器组成的集群上完成。Spark 有分配任务的主节点 Driver 和执行计算的工作节点 Worker。Driver 负责任务分配、资源安排、结果汇总、容错等处理，Worker 负责存放数据和进行计算。具体如图 1-27 所示。

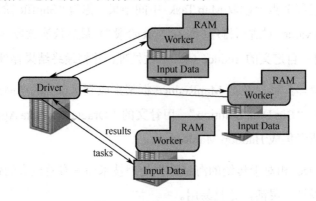

图 1-27　Spark 集群示意图

由 Driver 启动很多 Worker，然后 Worker 在分布式的文件系统中读取数据后转化为 RDD（Resilient Distributed Dataset，弹性分布式数据集），最后对 RDD 在内存中进行缓存和计算。

Spark 将海量数据抽象成 RDD 这种数据结构，构建起整个 Spark 生态系统，提高数据处理效率。RDD 是分布在一组节点之间的只读对象集合。这些集合能够在部分数据集丢失的情况下重建，使得 Spark 具有容错机制。在重建部分数据集的过程中需要维护系统，即通过记录数据的生成过程，重建丢失的部分数据集。在 Spark 中 RDD 可以是从 HDFS（Hadoop Distributed File System）文件系统中创建的 Scala 对象、分布在各个节点之间的并行数据切片、从其他 RDD 转换而来的 RDD 和改变已有 RDD 的持久性（如将已有的 RDD

缓存在内存中)。

Spark 为迭代式数据处理和交互式数据探索提供了更好的支持,每次迭代的数据可以保存在内存中,而不是写入文件中。

3. Storm 分布式流处理技术

1) Storm 概述

对于现在大量存在的实时数据,比如股票交易的数据,数据实时性强、数据量大且不间断,这种实时数据被称为流数据(Stream)。流计算(Stream Computing)是专门针对这种实时数据类型(流数据)准备的,是一种高实时性的计算模式,需要对一定时间窗口内应用系统产生新数据完成实时的计算处理,避免造成数据堆积和丢失。典型的应用场景包括证券数据分析、网站广告的上下文分析、社交网络的用户行为分析等。

Storm 是 Twitter 的开源流计算平台。利用 Storm 可以很容易做到可靠地处理无限的数据流,进行实时数据处理。Storm 可以使用任何编程语言,可以采用 Clojure 和 Java,非 JVM 语言可以通过 stdin/stdout 以 JSON 格式协议与 Storm 进行通信。Storm 的应用场景很多,例如实时分析、在线机器学习、持续计算、分布式 RPC 等。

Storm 实现了一个数据流(data flow)的模型,在这个模型中数据持续不断地流经一个由很多转换实体构成的网络。一个数据流的抽象叫做流(stream),流是无限的元组(Tuple)序列。元组就像一个可以表示标准数据类型(如 int、float 和 byte 数组)和用户自定义类型(需要额外序列化代码的)的数据结构。每个流由一个唯一的 ID 来标示,这个 ID 可以用来构建拓扑中各个组件的数据源。

Storm 对数据输入的来源和输出数据的去向没有做任何限制。在 Storm 里,可以使用任意来源的数据输入和任意的数据输出,只要实现对应的代码来获取/写入这些数据即可。典型场景下,输入/输出数据是基于类似 Kafka 或者 ActiveMQ 这样的消息队列,但是数据库、文件系统或者 Web 服务也都是可以的。

2）Storm 数据结构

Storm 的数据结构主要包括以下内容：

（1）流（Stream）：流是 Storm 中的核心概念。一个流由无限的元组序列组成，这些元组会被分布式地并行创建和处理。通过流中元组所包含的字段名称来定义这个流。

（2）元组（Tuple）：元组是 Storm 提供的一个轻量级的数据格式，可以用来包装实际需要处理的数据。元组是一次消息传递的基本单元。一个元组是一个命名的值列表，其中的每个值都可以是任意类型的。元组是动态地进行类型转化的——字段的类型不需要事先声明。在 Storm 中编程时，就是在操作和转换由元组组成的流。通常，元组包含整数、字节、字符串、浮点数、布尔值和字节数组等类型。要想在元组中使用自定义类型，就需要实现自己的序列化方式。

（3）源头（Spout）：源头是 Storm 中 Stream 的来源，也就是原始元组的源头，将这个源头抽象为 Spout。通常 Spout 从外部数据源，如消息队列中读取元组数据并吐到拓扑里。Spout 可以是可靠的（reliable）或者不可靠（unreliable）的。可靠的 Spout 能够在一个元组被 Storm 处理失败时重新进行处理，而不可靠的 Spout 只是吐数据到拓扑里，不关心处理是成功了还是失败了。

（4）阀门（Bolt）：在拓扑中所有的计算逻辑都是在 Bolt 中实现的。一个 Bolt 可以处理任意数量的输入流，产生任意数量新的输出流。Bolt 可以做函数处理、过滤，流的合并、聚合，以及存储到数据库等操作。Bolt 就是流水线上的一个处理单元，把数据的计算处理过程合理地拆分到多个 Bolt 并合理设置 Bolt 的 task 数量，能够提高 Bolt 的处理能力，提升流水线的并发度。

（5）拓扑（Topology）：一个 Storm 拓扑打包了一个实时处理程序的逻辑。一个 Storm 拓扑跟一个 MapReduce 的任务（job）是类似的。一个拓扑是一个通过流分组（stream grouping）把 Spout 和 Bolt 连接到一起的拓扑结构。一个拓扑就是一个复杂的多阶段的流计算。

Storm 架构如图 1-28 所示。

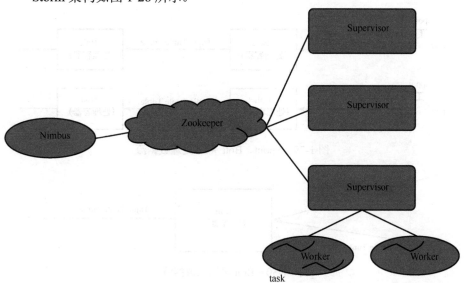

图 1-28　Storm 架构

Storm 架构主要由一个主节点（master node）和一组工作节点（worker nodes）组成，通过 Zookeeper 集群进行协调。主节点通常运行一个后台程序 Nimbus，它接收用户提交的任务，并将任务分配到工作节点，同时进行故障监测。工作节点同样会运行一个后台程序 Supervisor，用于接收工作指派并基于要求运行工作进程 Worker。Nimbus 和 Supervisor 之间所有的协调工作都是通过 ZooKeeper 集群来进行的。

3）Storm 的设计思想

Storm 认为有了源头（即 Spout）也就有了流，同样将流的中间状态转换抽象为 Bolt；Bolt 可以消费任意数量的输入流，只要将流方向导向该 Bolt，它也可以发送新的流给其他 Bolt 使用。这样一来，只要打开特定的 Spout（管口），再将 Spout 中流出的 Tuple 导向特定的 Bolt，由 Bolt 处理导入的流后再导向其他 Bolt 或者目的地。

假设 Spout 就是一个一个的水龙头，并且每个水龙头里流出的水是不同的，想获得哪种水就拧开哪个水龙头，然后使用管道将水龙头的水导向到一个水处理器（Bolt），水处理器处理后使用管道导向另一个处理器或者存入容器中。图 1-29 至图 1-31 描述了 Spout、Tuple 和 Bolt 之间的关系和流程。

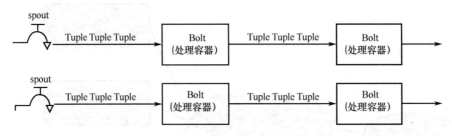

图 1-29　Spout、Bolt 顺序处理数据流

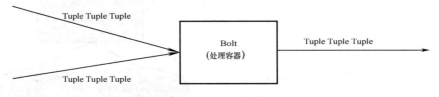

图 1-30　Bolt 多输入数据流

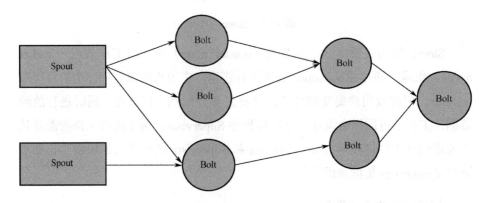

图 1-31　多 Spout、多 Bolt 处理流程

　　Storm 比较擅长处理实时的新数据和更新数据库，并兼具容错性和可扩展性；能够进行连续的查询、计算并把结果即时反馈给客户端，比如把 Twitter 上的热门话题发送到浏览器中；并且能够进行分布式远程程序调用，可用来并行搜索或处理大集合的数据。

1.2.4　数据分析与挖掘技术

　　随着数据量的快速增长，传统的数据分析工具和技术已无法完全满足海量信息处理的需求，数据分析与挖掘技术则将传统的统计分析方法与处理大量数据的复杂算法结合起来，为探索和分析新的数据类型以及用新方法分析海量数据提供了契机。

数据分析与挖掘中常用的方法有关联分析、聚类分析、分类与回归和文本挖掘算法等，接下来将逐一介绍。

1. 关联分析

关联分析主要用于发现隐藏在大型数据集中的有意义的联系，所发现的联系可以用关联规则或频繁项集的形式表示。在进行关联分析之前，首先要将数据集看成一个事务的集合，每个事务中包含若干条数据项。一个事务表示一个有意义的单元区间，在这个有意义的单元区间中，若干条数据共同出现即为一个事务。

关联分析的主要任务是从事务集中找出数据之间的强关联关系。这些关系的表现形式有两种：频繁项集和关联规则。其中关联规则是我们最终需要的输出，但是关联规则很难直接从数据集中得到。为了解决这个问题，首先我们需要从数据集中找出关联的另外一种表现形式——频繁项集，然后将频繁项集转化为关联规则。这是基于一种思想：经常在一起出现的事务间往往存在一定的关系。因此问题就转化为寻找经常在一起出现的数据子集。

下面介绍两种常用的频繁项集发现算法：Apriori 算法和 FP Growth 算法。

Apriori 算法的核心思想是：对于给定的数据库，首先对其进行扫描，找出所有的频繁 1-项集，该集合记作 L1，然后利用 L1 寻找频繁 2-项集的集合 L2，再由 L2 找 L3，如此进行，直到不能再找到任何频繁 k-项集。最后在所有的频繁集中提取出强规则，即产生用户所感兴趣的关联规则。

FP Growth 算法的核心思想是：在保留项集关联信息的前提下，将数据库的频繁压缩到一棵频繁模式树中；再将这种压缩后的 FP 树分成一些条件数据库并分别挖掘每个条件库。在算法中有两个关键步骤：一是生成频繁模式树 FP-Tree；二是在频繁模式树 FP-Tree 上发掘频繁项集。

除此之外，在关联分析技术中，还会针对不同的应用，使用多层关联规则和多维关联规则。对于许多应用，由于多维数据空间数据的稀疏性，在低层或原始层的数据项之间很难找出强关联规则。对不同的用户来说，信息的价值是不同的，所以，虽然在较高层次上挖掘得到的规则可能是更为普通的信息，但对于一些用户也许是非常有价值的信息，因此，数据挖掘应该具备在多个层次上进行挖掘的能力。而多维关联规则则是指涉及两个或两个以上层次的关联规则。

2. 聚类分析

聚类是数据挖掘、模式识别等研究中的一个非常重要的内容，在识别数据的内在结构方面具有极其重要的作用。聚类分析旨在发现紧密相关的观测值群组，使得与属于不同簇的观测值相比，属于同一簇的观测值相互之间尽可能相似。通常聚类方法主要有：划分方法、层次方法、基于模型的方法、基于密度的方法、基于网格的方法和双聚类方法等。本文主要介绍划分方法和层次方法。

划分方法是指对于一个给定的包含 n 个数据对象的数据库，要把其中的对象分成 K 个聚类，划分方法就是运用一些相关的算法将对象集合划分成 k 份，其中每个划分表示一个聚类。较好的聚类划分体现在：属于一个聚类中的对象是"相似"的，而属于不同聚类中的对象是"不相似"的。通常，要求所得到的聚类使得客观划分标准（常称为相似函数，如距离）最优化以达到较好的聚类划分效果。比较常用的划分方法包括 K-Means、K-Medoids、EM 算法等。其中，K-Means 算法的大致过程如下：在初始化阶段按照某种策略（通常是随机）选取 K 个数据点作为初始质心。在接下来的过程中不断地进行迭代，每次迭代将数据集中某个未被分配簇的点分配到某一簇中。分配的标准是，计算这个点到 K 个质心的距离，然后将这个点分配到与它距离最近的簇中并更新这个有新成员加入的簇，即重新计算该簇的质心。依此不断迭代，直到所有的点都被分配了一个簇为止。

层次聚类方法的基本思路是将数据分为若干组并形成一个组的树从而进行聚类。一般分为两种方法，一种是自下而上聚合层次聚类方法（AGNES），该方法的基本操作为：先将每个对象自身作为一个聚类，然后聚合这些聚类以得到更大的聚类，当所有对象都聚合成为一个聚类，或满足一定的终止条件时操作完成。另一种是自顶而下的方法（DIANA），该方法先将全部的对象当成一个聚类，然后不断分解这个聚类以得到更小的聚类，这个过程中小聚类的个数不断增多，当所有对象都独自构成一个聚类，或满足一定终止条件时操作完成。上述两种过程如图 1-32 所示。

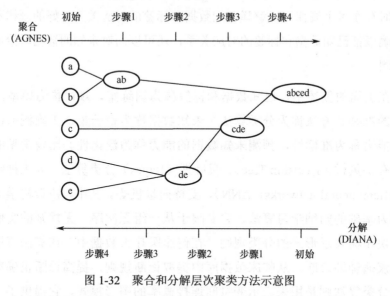

图 1-32　聚合和分解层次聚类方法示意图

层次算法能够产生高质量的聚类，然而也存在计算和存储需求较大，缺乏全局的目标函数，合并决策不能撤销等问题。

3. 分类与回归

分类与回归本质上是两种不同的预测方法。分类主要是预测离散的目标变量，输出的是离散值；而回归用于预测连续的目标变量，输出的是有序值或连续值。

分类问题实际上是要建立一个从输入数据到分类标签的映射。机器学习建立这个映射模型的方法是：使用某种学习算法，按照一定的策略对输入数据进行分析，找出一个能够很好拟合输入数据和输入数据类标号的映射，同时这个映射还能够正确地预测未知数据和它的类标号。

对于任何有监督的机器学习而言，首先都必须有一个我们已经很了解的训练数据集。具体来说，在分类问题中，数据相当于问题求解的条件，每条数据对应的标签是我们想要得到的答案。例如，存在一个训练数据集，这个数据集中有许多数据，同时知道这些数据对应的分类标签。现在我们需要从这些已知数据和数据对应的标签中，找出数据和标签的规律，一旦找出这个规律，我们就可以对那些我们不知道标签的数据进行预测，预测它们的标签是什么。寻找规律的过程并不是盲目的，需要遵循一定的准则和方法。也可能同时存在多个规律可以解释已知数据和标签的对应关系。好的规律不仅能够正确概括已知数据和标签的对应关系，还可以面对未知的数据时给出准确的预测。

在上面的叙述中，已知数据和标签称为训练集，规律称为模型，寻找规律的准则和方法称为分类算法，未知数据称为检验集，正确概括已知数据的能力称为准确性，预测未知数据的能力称为泛化性。比较常见的分类算法有决策树（Decision Tree）、贝叶斯（Bayes）分类算法、人工神经网络（Artificial neural networks，ANN）、支持向量机等。其中，决策树学习是以实例为基础的归纳学习算法，它着眼于从一组无次序、无规则的实例中推理出决策树表示形式的分类规则。在健康医疗大数据中，该算法可以用于临床疾病辅助诊断，从临床数据库中提取诊断规则，提高诊断正确率。贝叶斯分类算法则是用来表示变量间连接概率的图形模式，它提供了一种自然的表示因果信息的方法，用来发现数据间的潜在关系。该算法可以用于手术结果预测、医疗服务质量评价等。人工神经网络是一种并行的非线性动力学系统模型，是一种类似于大脑神经突触连接的结构进行信息处理的数学模型。设计合理的神经网络结构和选择合适的学习算法，是人工神经网络数据分析预测的关键步骤。该算法可以用于确定疾病危险因素、研究疾病发生率的变化趋势等。

回归分析是确定两种或两种以上变量间相互依赖的定量关系的统计分析方法。回归分析运用十分广泛，它按照涉及自变量的多少，可分为一元回归分析和多元回归分析；按照自变量和因变量之间的关系类型，可分为线性回归分析和非线性回归分析。回归的主要目的是预测数值型数据，最直接的方法是根据输入数值写一个计算目标值的公式，这个目标公式被称为回归方程。回归的主要方法就是优化回归方程中的参数，从而减小回归预测误差。

4. 文本挖掘算法

文本挖掘（Text Mining）是一个从非结构化文本信息中获取用户感兴趣

或有用模式的过程。从大量文本数据中抽取事先未知的、可理解的、最终可用知识的过程，同时运用这些知识更好地组织信息以便将来参考。

在健康医疗大数据中，非结构化和半结构化数据主要包括医生医嘱、出院小结和各种描述性质的分析报告。针对这些数据，首先需要进行分词，之后再利用医学领域的知识库对分词结果进行概念的识别，最终形成一个机器可读的数据。这个流程中，系统对数据的处理并不是完全自动化的过程，一些不能自动识别的文本将由人工进行识别处理之后作为一个用户字典规则，加入到系统标准识别过程中。在这个过程中，用到的工具主要包括：

（1）文本分词：是指将一个汉字序列按照一定的规范切分成一个个单独的词的过程。而在英文的组织过程中，单词之间以空格作为自然分界符的。然而，中文只有字、句和段能够通过明显的分界符来划分界限，唯独词没有一个规范的、通用的分界符。虽然英文也同样存在短语的划分问题，不过在词这一层面上，中文比英文要复杂得多。在分词功能上，很多数据分析工具基本上能满足这一功能。但在领域知识上，由于医疗领域的特殊性，通用的分词引擎往往不能直接满足。因而，在医疗卫生领域，需要结合医疗卫生领域的本体知识库建模，建立业务词典，提高分词的准确率。

（2）文本挖掘：是指抽取有效、新颖、可用的散布在文本文件中的有价值的知识，并利用这些知识更好地组织信息的过程。文本挖掘是信息挖掘技术的一个重要分支。可以利用神经网络等智能算法，结合文字处理技术，分析大量的非结构化文本源，抽取和标记关键字概念、文字间的关系，并按照内容对文档进行分类，获取有用的知识和信息。典型的文本挖掘方法包括文本分类，文本聚类，概念、实体挖掘，观点分析，文档摘要和实体关系模型等。

（3）语义分析：在处理文本、识别文本的含义时，并不能只对文本字符进行数据化的处理，还需要"理解"含义。例如，在医疗领域，医生的一些口语化词汇"乙肝"、"大三阳"等和一些书面化的词汇"乙型肝炎"、"HBeAg阳性"虽然字符串完全不同，但表达的意思是相同的。需要对这种文本的语义进行识别，以方便处理非结构化的数据。进行语义识别的一个常用算法是主题模型。顾名思义，主题模型就是对文字中隐含主题的一种建模方法。主题就是一个概念、一个方面，它表现为一系列相关的词语。很容易看出，传统的主题模型所依赖的主题概念正是本体描述知识库的一部分内容，本体知识库可以让传统的通用语义分析更好地在医疗卫生领域使用。

5.　数据可视化技术

在大数据的技术体系中，数据展示与交互虽不是核心，但也至关重要。数据可视化（Data Visualization）是指运用计算机图形学和图像处理技术，将数据转换为图形或图像在屏幕上显示出来，并进行交互处理的理论、方法和技术。它是可视化技术在非空间数据领域的应用，使人们不再局限于通过关系数据表来观察和分析数据信息，并以更直观的方式看到数据及其结构关系。数据可视化技术的基本思想是将数据库中每一个数据项作为单个图元元素来表示，大量的数据集最终构成数据图像，同时将数据的各个属性值以多维数据的形式表示，可以从不同的维度观察数据，从而对数据进行更深入的观察和分析。

数据可视化技术涉及计算机图形学、图像处理、计算机辅助设计、计算机视觉及人机交互技术等多个领域。传统的可视化交互通常基于电子表格做出的数字列表，或者柱状图、饼状图这类简单的图形化展示方式。随着大数据时代的来临，数据之间蕴含着更深层次的关联和某些隐藏的规律，若想更深入地洞察数据，则需要更先进的、更多维度的可视化与交互技术。数据可视化的主要技术包括：2D 展示技术，3D 渲染技术，体感互动技术，虚拟现实技术，增强现实技术，可穿戴技术和可植入设备等。

2D 展示技术，包括标准图表（柱状图、折线图、饼状图等）、时间序列、层级树状图、时间轴、地图、网络图、信息图等。近几年涌现出了一大批基于 2D 展示技术的数据可视化服务公司。以 Google 为代表的几家公司提供的可视化服务尤为突出。Google 的 Charts 提供了用户在网页上以图形方式展示数据的接口，既支持简单的线图，也支持复杂的层级树状图等，采用 JavaScript 就能嵌入网页中。Gephi 是侧重于进行社交图谱数据可视化分析的工具，它不但能处理大规模数据集并生成漂亮的可视化图形，还能对数据进行清洗和分类。这是一款开源、免费、跨平台的基于 JVM 的复杂网络分析软件，用于各种网络和复杂系统、动态和分层图的交互可视化与探测。它可用于探索性数据分析、链接分析、社交网络分析、生物网络分析等。图 1-33 所示就是 Gephi 制作的一个社交网络关系图。

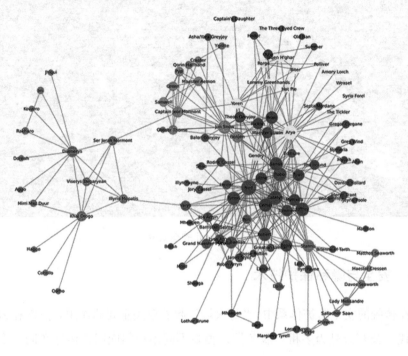

图 1-33　用 Gephi 制作的社交网络关系图

　　可视化在数据分析领域虽然不是最核心的技术，但是它对人们直观地理解和洞察数据具有十分重要的作用。尤其在大数据时代，面对纷繁杂乱的非结构化数据、数千万甚至数亿的记录，如果没有可视化工具，想直接从数据中分析查找规律将会是一件非常困难甚至痛苦的事情。随着 Hadoop 等分布式计算平台在大数据计算方面的迅速发展，基于 Hadoop 架构的可视化应用平台也得到了快速发展，为数据科学家和普通商务用户提供了简单易用的工具来处理和展示大数据。这些工具中比较突出的有 Ayasdi、Datameer、Tresata、Platfora、ZoomData 等。其中，Ayasdi 的一个应用方向是医学研究领域，Mount Sinai 学院基因与多尺度生物学系的主任 Eric Schadt 带领一个团队，利用 Ayasdi 的技术进行了一些疾病的遗传倾向研究，而且利用 Ayasdi 的数据分析技术，帮助发现了乳腺癌的 14 个变种，如图 1-34 所示。

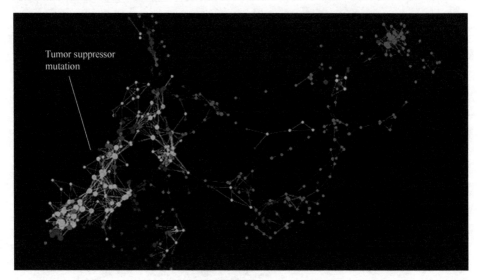

图 1-34　Ayasdi 肿瘤研究

1.2.5　安全与隐私保护技术

在传统的安全防护体系中，"防火墙"起着至关重要的作用。然而在云计算时代，公有云是为多租户服务的，很多不同用户的应用都运行在同一个云数据中心内，这就打破了传统的安全体系中的内外之分。对于企业和用户而言，不仅要防范来自数据中心外部的攻击，还要防范云服务的提供商，以及潜藏在云数据中心内部的其他别有用心的用户。

解决云计算安全问题的当务之急是针对威胁，建立综合性的云计算安全防护框架，并积极开展各个云安全的关键技术研究。遵循共同的安全防护框架是为了消除广大用户（特别是政府和企业）所承担的风险，明确各机构的义务，避免漏洞，实现完整有效的安全防护措施。当前业界知名的防护框架有美国国家技术标准局（NIST）防护框架、CSA 防护框架等。

个人隐私的泄露，在最初阶段主要是由于黑客主动攻击造成的。随着移动互联网的发展，越来越多的人把信息存储在云端，越来越多的带有信息收集功能的手机 APP 被安装和使用，而当前的信息技术通过移动互联网的途径对隐私数据跟踪、收集和发布的能力已经达到了十分完善的地步。大数据分析和数据挖掘已经让越来越多的人没有了隐私。

大数据的安全与隐私保护的关键技术主要有以下几种。

1. 数据发布匿名保护技术

对于大数据中的机构化数据而言，数据发布匿名保护是实现其隐私保护的核心关键技术与基本手段，目前仍处于不断发展与完善的阶段。以 k 匿名方案为例，早期的方案基本上通过元祖泛化、抑制等数据处理方法，将准标识符分组。这样，每个分组中的准标识符相同且至少包含 k 个元祖，所以每个元祖至少与 $k-1$ 个其他元祖不可区分。由于 k 匿名模型是针对所有属性集合而言的，对于某个具体的属性却没有定义，容易出现某个属性匿名处理不足的情况。若某等价类中在某个敏感属性上取值一致，则攻击者可以有效地确定该属性值。然而，在大数据场景中，数据发布匿名保护问题则更为复杂：攻击者可以从多种渠道获得数据，而不仅仅是同一发布源。此类问题有待更深入的研究。

2. 社交网络匿名保护技术

社交网络数据是大数据的重要来源之一，与此同时，这些数据中包含着大量的用户隐私数据。社交网络中的典型匿名保护需求为：用户标识匿名与属性匿名（点匿名），在数据发布时隐藏了用户的标识与属性信息；用户间关系匿名（边匿名），在数据发布时隐藏用户间的关系。而攻击者试图利用节点的各种属性（度数，标签等），重新识别出图中节点的身份信息。目前的边匿名方案大多是基于边的增删。随机增删交换边的方法可以有效地实现边匿名。社交网络匿名方案面临的重要问题是：攻击者可能通过其他公开的信息推测出匿名用户，尤其是用户之间是否应该存在联系。研究表明，社交网络的聚集特性对于关系预测方法的准确性具有重要的影响，社交网络局部连接密度增长，聚集系数增大，则连接预测算法的准确性进一步增强。因此，未来的匿名保护技术可以有效抵抗此类推测攻击。

3. 数据水印技术

数字水印是指将标识信息以难以察觉的方式嵌入在数据载体内部且不影

响其使用的方法，多见于多媒体数据版权保护，也有部分针对数据库和文本文件的水印方案。根据数据的无序性、动态性等特点，在数据库、文档中添加水印的方法与多媒体载体上有很大不同。其基本前提是上述数据中存在冗余信息或可容忍一定精度的误差。例如，基于数据库中数值型数据存在误差容忍范围，将少量水印信息嵌入到这些数据中随机选取的最不重要位上。此外，通过将数据库指纹信息嵌入水印中，可以识别出信息的所有者以及被分发的对象，有利于在分布式环境下追踪泄密者：通过采用独立分量分析技术（ICA），可以实现不用密钥的水印公开验证。

文本水印的生成方法有很多，可大致分为基于文档结构微调的水印、基于文本内容的水印，以及基于自然语言的水印。这些水印方案中有些可用于部分数据的验证。比如，残余元祖数量达到阈值就可以成功验证出水印。该特性在大数据应用场景下具有广阔的发展前景。

4. 数据溯源技术

由于数据的来源多样化，因此有必要记录数据的来源及其传播、计算过程，为后期的挖掘与决策提供辅助支持。早在大数据概念出现之前，数据溯源技术就在数据库领域得到了广泛的研究。其基本出发点是帮助人们确定数据仓库中各项数据的来源，了解它们是由哪些表中的哪些数据项运算而来，据此可以方便地验算结果的正确性，或者以极小的代价进行数据更新。数据溯源的基本方法是标记法，后来概念进一步细化为 why-和 where-两类，分别侧重数据的计算方法和数据的出处。

未来数据溯源技术将在信息安全领域发挥重要的作用。在 2009 年呈报美国国土安全部的"国家网络空间安全"的报告中，将其列为未来确保国家关键基础设施安全的三项关键技术之一。

5. 角色挖掘

基于角色的访问控制（RBAC）是当前广泛使用的一种访问控制模型。通过为用户指派角色、将角色关联至权限集合，实现用户授权、简化权限管理。早期的 RBAC 权限管理多采用"自顶向下"的模式。即根据企业的职位设立角色分工。当其应用于大数据场景时，面临需大量人工参与角色划分、授权的问题。后来研究者们开始关注"自底向上"的模式，即根据现有"用户-对象"授权情况，设计算法自动实现角色的提取与优化，即为角色挖掘。简单来说，就是如何设置合理的角色。典型的工作包括：以可视化的形式，通过用户权限二维图排序归并的方式实现角色提取，或者通过子集枚举以及聚类的方法提取角色等非形式化方法等。总体来说，挖掘生成最小角色集合的最优算法时间复杂度高，多属于 NP-完全问题。

在大数据场景下，采用角色挖掘技术可根据用户的访问记录自动生成角色，高效地为海量用户提供个性化服务。同时也可用于及时发现用户偏离日常行为所隐藏的潜在危险。但当前角色挖掘技术大都基于精确、封闭的数据集，在应用于大数据场景时还需要解决数据集动态变更、以及质量不高等特殊问题。

6. 风险自适应的访问控制

在大数据场景中，安全管理员可能缺乏足够的专业知识，无法准确地为用户指定可以访问的数据。风险自适应的访问控制是针对这种场景讨论较多的一种访问控制方法。例如，基于多级别安全模型的风险自适应访问控制解决方案，以及基于模糊推理的解决方案，将信息的数目和用户以及信息的安全等级作为进行风险量化的主要参考参数。当用户访问的资源的风险数值高于某个预定的阈值时，则限制用户继续访问。对于医疗数据，存在一种提供用户隐私保护的可量化风险自适应访问控制。通过统计学和信息论的方法，定义量化算法，从而实现基于风险的访问控制。

7. 云资源访问控制

在云计算环境中，各个云应用属于不同的安全域，每个安全域都管理着本地的资源和用户。当用户跨域访问资源时，需要在域边界设置认证服务，对访问共享资源的用户进行统一的身份认证管理。在跨多个域的资源访问中，各域有自己的访问控制策略，在进行资源共享和保护时必须对共享资源制定一个公共的、双方都认同的访问控制策略，因此，需要支持策略的合成。

1.3　大数据技术发展趋势

目前，大数据领域每年都会涌现出大量新的技术，成为大数据获取、存储、处理分析或可视化的有效手段。大数据技术能够将大规模数据中隐藏的信息和知识挖掘出来，为人类社会经济活动提供依据，提高各个领域的运行效率，甚至整个社会经济的集约化程度。随着大数据技术的不断发展和研究，其各个环节的技术发展呈现出新的发展趋势和挑战，主要包含以下五个方面[5]。

1. 可视化推动大数据平民化

近几年大数据概念迅速深入人心，大众直接看到的大数据更多是以可视化的方式呈现。可视化是通过把复杂的数据转化为可以交互的图形，帮助用户更好地理解分析数据对象，发现、洞察其内在规律。可视化实际上已经极大拉近了大数据和普通民众的距离，即使对 IT 技术不了解的普通民众和非技术专业的常规决策者也能够更好地理解大数据及其分析的效果和价值，从而可以从国计、民生两方面都充分发挥大数据的价值。建议在大数据相关的研究、开发和应用中，保持相应的比例用于可视化和可视分析。

2. 多学科融合与数据科学的兴起

大数据技术是多学科多技术领域的融合，数学和统计学、计算机类技术、管理学等都有涉及，大数据应用更是与多领域产生交叉。这种多学科之间的交叉融合，呼唤并催生了专门的基础性学科——数据学科。基础性学科的夯实，将让学科的交叉融合更趋完美。在大数据领域，许多相关学科从表面上看，研究的方向大不相同，但是从数据的视角看，其实是相通的。随着社会的数字化程度逐步加深，越来越多的学科在数据层面趋于一致，可以采用相似的思想进行统一研究。从事大数据研究的人不仅包括计算机领域的科学家，也包括数学等方面的科学家。专家建议共同支持"数据科学"的基础研究，并努力将基础研究的成果导入技术研究。

3. 大数据安全与隐私令人忧虑

大数据带来的安全与隐私问题主要包括以下 3 个方面：第一，大数据所受到的威胁也就是常说的安全问题。当大数据技术、系统和应用聚集了大量价值时，必然成为被攻击的目标。第二，大数据的过度滥用所带来的问题和副作用。比较典型的就是个人隐私泄露，还包括大数据分析能力带来的商业秘密泄露和国家机密泄露。第三，心智和意识上的安全问题。对大数据的威胁、大数据的副作用、对大数据的极端心智都会阻碍和破坏大数据的发展。专家建议在大数据相关的研究和开发中，保持一个基础的比例用于相对应的安全研究，而让安全方面产生实质性进步的驱动力可能是对于大数据的攻击和滥用的负面研究。

4. 新热点融入大数据多样化处理模式

大数据的处理模式更加多样化，Hadoop 不再成为构建大数据平台的必然选择。在应用模式上，大数据处理模式持续丰富，批量处理、流式计算、交互式计算等技术面向不同的需求场景，将持续丰富和发展；在实现技术上，内存计算将继续成为提高大数据处理性能的主要手段，相对传统的硬盘处理方式，在性能上有了显著提升。特别是开源项目 Spark，目前已经被大规模应用于实际业务环境中，并发展成为大数据领域最大的开源社区。值得说明的是，Spark 系统可以基于 Hadoop 平台构建，也可以不依赖 Hadoop 平台独立运行。很多新的技术热点持续地融入大数据的多样化模式中，形成一个更加多样、平衡的发展路径，也满足大数据的多样化需求。

5. 深度分析推动大数据智能应用

在学术技术方面，深度分析会继续成为一个代表，推动整个大数据智能的应用。这里谈到的智能，尤其强调是涉及人的相关能力延伸，比如决策预测、精准推荐等。这些涉及人的思维、影响、理解的延展，都将成为大数据深度分析的关键应用方向。相比于传统机器学习算法，深度学习提出了一种让计算机自动学习产生特征的方法，并将特征学习融入建立模型的过程中，从而减少了人为设计特征引发的不完备。深度学习借助深层次神经网络模型，能够更加智能地提取数据不同层次的特征，对数据进行更加准确、有效的表达。而且训练样本数量越大，深度学习算法相对传统机器学习算法就越有优势。目前，深度学习已经在容易积累训练样本数据的领域，如图像分类、语音识别、问答系统等应用中获得了重大突破，并取得了成功的商业应用。预测随着越来越多的行业和领域逐步完善数据的采集和存储，深度学习的应用会更加广泛。由于大数据应用的复杂性，多种方法的融合将是一个持续的常态。

第2章　健康医疗大数据应用需求

➤ 健康医疗大数据概述
➤ 健康医疗大数据主要应用技术
➤ 健康医疗大数据国内外发展现状
➤ 我国健康医疗大数据应用需求

2.1　健康医疗大数据概述

2.1.1　概念及特征

健康医疗大数据是涵盖人的全生命周期，既包括个人健康，又涉及医药服务、疾病防控、健康保障和食品安全、养生保健等多方面数据的汇聚和聚合[6]。健康医疗大数据对改进健康医疗服务模式，对经济社会发展都有着重要的促进作用，是国家重要的基础性战略资源。

健康医疗大数据的发展与应用将带来健康医疗模式的深刻变革，有利于提升健康医疗服务效率和质量，不断满足人民群众多层次、多样化的健康需求，为打造健康中国提供有力支撑。

健康医疗大数据符合大数据的数据规模大、数据种类多、处理速度快及数据价值高密度低的4V特征，同时也有健康医疗大数据特有的一些特征，具体表现在：

（1）不完整性。目前的技术无法全部搜集、处理和全面反映任何疾病的全部信息，数据存在偏差和残缺，造成健康医疗数据的不完整性。

（2）长期保存性。按照相关规定，门急诊患者的数据保存不得少于 15 年，住院数据保存 30 年，影像数据无限期保留。

（3）时间性。患者的就诊、疾病的发病过程在时间上有一个进度，例如同一疾病在不同时期的症状、病情、就诊情况不同。同时医学检验的波形、图像都是时间函数，这些都具有一定的时间性。

2.1.2　分类

健康医疗大数据可以从不同维度进行分类，例如按照数据结构的不同，健康医疗大数据可以分为结构化数据、半结构化数据和非结构化数据三类。结构化数据就是数字和符号；非结构化数据包括图片、声音、视频等；半结构化数据介于结构化数据和非结构化数据两者之间，通常指结构变化很大的结构化数据，例如各式各样的患者病历数据。结构化和半结构化数据比较易于存储和分析，诊疗数据、电子病历、电子账单等都属于这类数据。但是基因序列、医疗影像等都属于非结构化数据，无法像结构化数据那样易于存储和分析，目前各类应用都在尝试如何将这些数据充分利用，挖掘数据的潜在价值。

按照数据产生的来源，健康医疗大数据可以分为临床大数据、健康大数据、生物大数据和经营运营大数据四类，具体如表 2-1 所示。

表 2-1　健康医疗大数据分类

类　　别	描　　述	数 据 来 源
临床大数据	电子病历数据 EMR，医学影像数据，患者终生就医、住院、用药记录，标准化临床路径数据等	医院、基层医疗机构、第三方医学诊断中心、药企、药店
健康大数据	电子健康档案 EHR、监测个人体征数据、个人偏好数据、康复医疗数据、健康知识数据等	基层医疗机构、体检机构
生物大数据	不同组学的数据，例如：基因组学、转录组学、蛋白组学、代谢组学等	医院、第三方检测机构
经营运营大数据	成本核算数据，医药、耗材、器械采购与管理数据，不同病种治疗成本与报销、药物研发数据，消费者购买行为数据，产品流通数据，第三方支付数据等	医院、基层医疗机构、社保中心、商业保险机构、药企、药店、物流配送公司、第三方支付机构

2.2　健康医疗大数据主要应用技术

2.2.1　健康医疗信息的本体建模技术

本体（ontology）的定义：本体是共享概念模型的、明确的、形式化的规范说明。此定义体现了本体的四层含义：

（1）概念模型（conceptualisation）：本体是通过抽象出客观世界中一些现象的相关概念而得到的模型，其表示的含义独立于具体的环境状态。

（2）明确（explicit）：本体对所使用的概念及使用这些概念的约束都有明确的定义。

（3）形式化（formal）：本体是计算机可读的，即能被计算机处理。

（4）共享（shared）：本体中体现的是共同认可的知识，反映的是相关领域中公认的概念集，它所针对的是团体而不是个体。本体提供了一种结构化的表示领域知识的形式化方法，并提供了推理能力，构造本体可以实现某种程度的知识共享和重用。

由于其所具有的强大的知识表示和推理能力，本体已经在很多领域得到了广泛的应用，例如语义 Web、知识工程、自然语言处理、数据库、信息获取、信息集成、生物医学、军事科学等领域，用于异构信息源之间的交互、辅助组织中人与人之间的沟通等。

健康医疗大数据跨区域、跨机构的数据采集、数据交换、信息处理与分析需求，需要相应的医疗健康信息的本体。本体建模涉及一系列相关技术，包括数据集成与融合、数据仓库与数据挖掘、数据展示与系统集成等多个环节；本体建模是一项高度集成的基础性技术，为各种综合应用提供支撑。此外，还需要对医学与健康理论等相关知识进行计算机可处理化，结合健康数据、诊疗数据等信息，构建健康医疗信息的本体模型。在应用本体模型的基础上，针对大数据的具体应用，需研究构建多种分析模型和分析算法，提供比对处理、统计处理、预报预警处理、因果分析处理等智能分析功能，从而可以大幅度提高健康医疗业务水平。

2.2.2　多源异构数据整合技术

我国医疗卫生信息化建设起步较晚，信息标准体系近几年开始得到重视和发展，各级各类信息系统繁多。大数据应用系统在访问分布式的、异构的和自治的数据资源时，由于数据模型、查询语言、系统结构等方面的差异，用户不能以统一的模式和查询语言访问，因而面临解决不同种类的数据管理系统之间的信息标准问题和互操作问题，信息融合技术在其中扮演着十分重要的角色。

基于健康医疗大数据的应用系统需要从不同地点、不同系统、不同数据类型、不同标准的数据源进行数据采集、加工和处理，突破异构信息融合技术成为大数据应用的关键。首先需要建立健全信息标准体系，并在整个应用体系中深化落实信息标准体系，逐步提高数据源端应用系统的信息标准成熟度。不同于传统数据采集、数据交换和数据整合技术，还需要积极应用效率更高、整合更加容易的大数据通用技术，例如面向大数据的 ETL、分布式文件系统 HDFS、分布式计算框架 MapReduce 和面向分布式数据库的 NoSQL 查询等技术和功能的组合，才能更好地支持多源异构信息融合。

2.2.3　基于本体的语义搜索

1. 本体在智能信息检索中的作用

本体作为一种知识建模工具，自被提出以来就引起了国内外众多科研人员的广泛关注。本体在信息检索领域的应用研究始于 20 世纪末 21 世纪初，由于它能够很好地描述概念以及概念与概念之间的关系，具有良好的概念层次结构和对逻辑推理的支持，因而将本体引入信息检索系统后，能够为改进信息检索性能提供组织形式和语义上的保证。通过分析和总结可以发现，本体能够在智能信息检索系统的以下环节发挥作用：

（1）语义标注：根据本体对检索对象进行语义标注，即通过分析文档的特征词汇（代表文档内容的词汇、关键字）建立词汇与概念之间的映射关系，从而把文档跟本体关联起来，把文档隐含的语义信息显式地表达出来；进行语义标注所使用的词汇、术语以及描述被标注资源之间关系所使用的词汇都可以通过本体给出。

（2）基于本体的索引：对文档建立基于本体的索引，就是在对文档内容特征提取的基础上生成索引，在索引中反映出文档标引词之间的内在联系，从而在标引过程中过滤文档存在的语言歧义。基于本体的索引由通过语义分析得到的揭示文档内容的特征词汇及其关系构成，通过语义标注完成。

（3）基于本体的查询扩展：主要是借助本体丰富的语义关系及其推理机制对用户的查询进行语义层次的扩展，从而使检索系统能够更好地理解用户查询意图，帮助用户明确查询目标，能够在一定程度上弥补用户查询表达不够充分的缺陷，因此有助于提高信息检索系统的查全率和查准率；当在检索中需要使用推理工具进行推理时，所有资源之间的关系以及对属性的约束等条件也可以由本体给出。

2. 基于本体的语义检索框架

基于本体的智能信息检索系统是语义检索系统的一种。基于本体的智能检索系统应包含信息采集、本体获取和扩展、语义标注、语义索引、查询处理、检索和排序等部分，如图 2-1 所示。

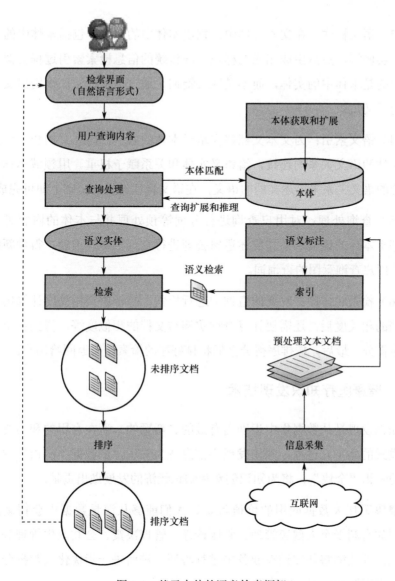

图 2-1 基于本体的语义检索框架

（1）信息采集：使用网络爬虫在互联网上爬取网页并下载到本地磁盘中，然后对网页中的文本内容进行抽取和预处理，为后续进行语义标注等做准备。

（2）本体获取和扩展：从语义网上获取本体或者根据领域检索需求构建本体，通过本体学习方法自动获取本体中的概念和概念间关系等，或者通过信息抽取和标注的方法构建本体，并对本体库不断进行扩展。

（3）语义标注：在文本文档中识别出本体中的实体，包括本体中的类、属性、实例等，然后生成相应的标记。与传统的信息检索索引过程类似，只是索引的是本体中的实体，而不是纯关键词。通过语义标注，识别出文本文档中的语义知识。

（4）语义索引：为文本文档建立基于本体的索引，建立文档和一系列的语义实体和语义关系的连接，给语义实体和关系赋予权重。用领域本体中各种概念的语义关系来描述文档的语义，在语义标注结果的基础上即可完成。

（5）查询处理：对用户查询进行分词等预处理并与本体的内容进行匹配，基于本体的语义关系和描述逻辑公理进行查询扩展和推理，得到新的更能反映用户查询意图的查询词。

（6）检索和排序：对新的查询词进行检索，基于语义相关度计算出实例与文档的相关度后，还需要计算查询实例与文档的相似度等，得到各个文档的排序得分。最后，按排序得分高低将排好序的检索结果返回给用户。

2.2.4　健康医疗知识发现技术

知识发现是从数据集中识别出有效的、新颖的、潜在有用的和最终可理解的模式的非平凡过程。知识发现将信息变为知识，从数据"矿山"中找到蕴藏的知识"金块"，将为知识创新和知识经济的发展做出贡献。

健康医疗大数据应用的价值就是让人们能够从海量数据中获得新的知识，例如有利于个人健康管理、临床诊疗、管理决策、公共卫生管理等方面的知识，并能够将新知识在业务中进行验证，进而进一步优化大数据分析的模型，不断校准知识的准确性。

在健康医疗大数据应用过程中，可以综合采用如下技术来实现知识发现：

（1）基于大数据的数据挖掘：结合大数据的 Hadoop 架构，数据挖掘可以实现分布式的数据挖掘，对海量的复杂数据进行数据总结、分类、聚类、关联分析、预测和偏差检测，将数据不断转化为知识。

（2）数据总结：继承于数据分析中的统计分析。数据总结的目的是对数据进行浓缩，给出它的紧凑描述。

（3）数据分类：目的是构造一个分类函数或分类模型（也常常称作分类器），该模型能把数据库中的数据项映射到给定类别中的某一个。

（4）统计分析：例如，聚类分析和关联分析。聚类分析是把整个数据库分成不同的群组，通过聚类分析可以找出客户特性相似的群体，如客户消费特性相似或年龄特性相似等。关联分析是寻找数据库中值的相关性，其中两种常用的技术是关联规则和序列模式。关联规则是寻找在同一个事件中出现的不同项的相关性；序列模式与此类似，寻找的是事件之间时间上的相关性。

（5）预测：把握分析对象发展的规律，对未来的趋势做出预判。

（6）偏差的检测：对分析对象的少数的、极端的特例的描述，揭示内在的原因。

2.2.5　机器学习技术

机器学习是一种多领域交叉学科技术，涉及概率论、统计学、逼近论、凸分析、算法复杂度理论等多门学科。该技术专门研究计算机怎样模拟或实现人类的学习行为，以获取新的知识或技能，重新组织已有的知识结构，使之不断改善自身的性能。它是人工智能的核心，是使计算机具有智能的根本途径。它的应用已遍及人工智能的各个分支，如专家系统、自动推理、自然语言理解、模式识别、计算机视觉、智能机器人等领域。其中尤其典型的是专家系统中的知识获取瓶颈问题，人们一直在努力试图采用机器学习的方法对此问题加以克服。

学习能力是智能行为的一个非常重要的特征，但至今对学习的机理尚不清楚。人们曾对机器学习给出过各种定义：H. A. Simon 认为，学习是系统所做的适应性变化，使得系统在下一次完成同样或类似的任务时更为有效；R. S. Michalski 认为，学习是构造或修改对于所经历事物的表示；从事专家系统研制的人们则认为学习是知识的获取。这些观点各有侧重，第一种观点强调学习的外部行为效果，第二种观点则强调学习的内部过程，而第三种观点主要从知识工程的实用性角度出发。

知识库是影响学习系统设计的重要因素。知识的表示有多种形式，比如特征向量、一阶逻辑语句、产生式规则、语义网络和框架等。这些表示方式各有其特点，在选择表示方式时要兼顾以下四个方面：表达能力强、易于推理、容易修改知识库和知识表示易于扩展。

学习系统不能在全然没有任何知识的情况下凭空获取知识，每一个学习系统都要求具有某些知识来理解环境所提供的信息，并分析比较，做出假设，检验并修改这些假设。因此，更确切地说，学习系统是对现有知识的扩展和改进。

机器学习方法分为以下六类：

（1）经验性归纳学习（empirical inductive learning）。经验性归纳学习采用一些数据密集的经验方法（如版本空间法、ID3 法，定律发现方法）对例子进行归纳学习。其例子和学习结果一般都采用属性、谓词、关系等符号表示。它相当于基于学习策略分类中的归纳学习，但扣除联接学习、遗传算法、加强学习的部分。

（2）分析学习（analytic learning）。分析学习方法是从一个或少数几个实例出发，运用领域知识进行分析。其主要特征为：

➢ 推理策略主要是演绎，而非归纳；

➢ 使用过去的问题求解经验（实例）指导新的问题求解，或产生能更有效地运用领域知识的搜索控制规则。

分析学习的目标是改善系统的性能，而不是新的概念描述。分析学习包括应用解释学习、演绎学习、多级结构组块以及宏操作学习等技术。

（3）类比学习。它相当于基于学习策略分类中的类比学习。在这一类型的学习中比较引人注目的研究是通过与过去经历的具体事例做类比来学习，称为基于范例的学习（case-based learning），或简称范例学习。

（4）遗传算法（genetic algorithm）。遗传算法模拟生物繁殖的突变、交换和达尔文的自然选择（在每一生态环境中适者生存）。它把问题可能的解编码为一个向量，称为个体，其中每一个元素称为基因，并利用目标函数（对应于自然选择标准）对群体（个体的集合）中的每一个个体进行评价，根据评价值（适应度）对个体进行选择、交换、变异等遗传操作，从而得到新的群体。遗传算法适用于非常复杂和困难的环境，比如，带有大量噪声和无关数据、事物不断更新、问题目标不能明显和精确地定义，以及通过很长的执行过程才能确定当前行为的价值等。同神经网络一样，遗传算法的研究已经发展为人工智能的一个独立分支，其代表人物为霍勒德（J. H. Holland）。

（5）联接学习。典型的联接模型实现是人工神经网络，它由称为神经元的一些简单计算单元以及单元间的加权联接组成。

（6）增强学习（reinforcement learning）。增强学习的特点是通过与环境的试探性（trial and error）交互来确定和优化动作的选择，以实现所谓的序列决策任务。在这种任务中，学习机制通过选择并执行动作，导致系统状态的变化，并有可能得到某种强化信号（立即回报），从而实现与环境的交互。强化信号就是对系统行为的一种标量化的奖惩。系统学习的目标是寻找一个合适的动作选择策略，即在任一给定的状态下选择哪种动作的方法，使产生的动作序列可获得某种最优的结果（如累计立即回报最大）。

2.2.6 隐私数据匿名化处理技术

在健康医疗相关领域内，患者相关信息、医生相关信息、医疗机构诊疗方案信息属于隐私信息，在非授权的情况下不可以被其他使用者识别出来。目前世界上隐私保护技术主要采用"匿名"的方法来实现，该技术致力于解决匿名化的安全性问题，以及研究生成满足相应匿名策略的具体方法。

常用的几种匿名策略如下：

（1）经典的匿名策略：只针对静态数据，不支持数据的重发布；只能提供表级别的保护力度；默认所有的属性具有相同的重要性。

（2）个性化的匿名策略：即对数据表中的记录提供不同粒度的隐私保护程度。

（3）面向应用的匿名策略：通过对属性赋予不同的权重，以衡量不同应用中数据的重要性。

美国的 HIPPA 安全法规划定了 18 种患者个体标识符（identifier），指出所有包含这些标识符的医疗数据都属于受保护数据，若未得到授权不能对外发布。

这些标识符包括:

➢ 患者姓名，覆盖范围小于 20 000 人的邮政编码；

➢ 比年更详细的日期信息；

➢ 大于 89 岁的确切年龄信息；

➢ 患者电话号码、传真号码、电子邮件地址等通信信息；

➢ 患者身份证号、驾照号、社保号、医保号、银行账号等信息；

➢ 患者个人网址、IP 地址等网络信息；

➢ 患者脸部照片、指纹、声纹、DNA 等生物信息；

➢ 其他可以识别身份的号码、标识以及任何组合起来可以识别患者身份的信息；

➢ 患者的亲属、雇主和房东等信息。

考虑到国内实际情况以及技术上的回溯要求，对电子病历中患者姓名、电话号码、身份证明号码、邮件地址、邮箱、个人照片和家庭住址等信息，可以进行对称加密处理，也可以采用 56 位秘钥的 DES 加密算法，秘钥由数据来源方医院进行设置和保存。如此，一方面实现了隐私数据匿名化处理，一方面又保留了数据回溯的能力；从安全性来说，这是世界上使用最为广泛的加密算法，其加密强度满足一般隐私保护要求，要破解只能采用暴力破解法。因此，试图从数据本身破解获取原始信息的可能性几乎为零。

2.3 健康医疗大数据国内外发展现状

2.3.1 美国

美国在全球范围内引领着健康医疗大数据的发展潮流。美国健康医疗大数据发展的背景是其总统奥巴马提出的"大数据国家战略"。奥巴马政府将大数据定义为"未来的新石油";美国于 2012 年 3 月 22 日宣布投资 2 亿美元拉动大数据相关产业的发展,并将"大数据战略"上升至国家战略,将发展健康医疗大数据视为国家公共卫生事业的重要发展战略。

1. 辅助临床决策

IBM 的 Watson 机器人医生,运用大量临床病例短时间内分析可能的结果,协助医生进行临床决策。Watson 通过认知计算来吸收结构化和非结构化的数据,每秒处理 500 GB 的数据,在此基础上产生结果,并提供病人互动、临床护理、诊断、研究、数据可视化等服务。同时,依据与疗效相关的临床、病理及基因等特征,经过数据处理与分析,为医生提出规范化临床路径及个性化治疗建议,其疾病诊断正确率能够达到 75%。

为了不断完善和增强 Watson 的大脑,IBM 在垂直领域积极布局。

(1)通过收购 Explorys 和 Phytel 公司,积累了 5 000 万份美国患者病例数据,通过出售云计算软件,帮助掌握病人信息,加强健康数据分析能力;

(2)在美国和加拿大 14 家肿瘤中心部署 Watson,在癌症治疗领域积攒丰富的专业知识和最尖端诊疗技术,根据患者的肿瘤基因选择适当的治疗方案;

（3）通过收购医疗影像公司 Merge Healthcare，增强自身收集和传播影像的能力，让 Watson 可以读懂医疗图像，同时根据巨大的电子病历数据库进行分析诊断；

（4）与美国第二大连锁药店 CVS 合作，开放海量患者行为信息、临床数据、购药数据和保险数据等，通过对相关指标和用户行为的分析，预测其健康状况；

（5）与美国糖尿病协会 ADA 合作，共享 66 年的临床研究、自我管理相关信息、糖尿病科普教育等数据，创建一个临床医生和研究人员认知糖尿病的数据库，创建一个新系列数字工具；

（6）收购了初创公司 AlchemyAPI，该公司提供应用程序接口（API）和深度学习服务等技术，以此来加强 Watson 人工智能。

通过不断的学习训练，Watson 具备了三种核心能力，即：Watson DiscoveryAdvisor 自然语言处理能力，能够找出数据中的正确答案，提供类人交互；Watson Analytics 视觉化展示探索大数据洞见的能力；Watson Explorer 统一视角发现和分享数据驱动洞见的能力。

近年来 Watson 在医疗领域有许多典型应用，如：新泽西的 Point of Care，通过利用 Watson 来了解特定疾病（硬化症、糖尿病和肺癌）的诊疗过程，同时整合这些疾病最新的研究成果，为诊疗提供支持；与 Talkspace 在线心理治疗公司合作，基于人工生成的心理医生匹配数据，通过机器学习，结合自然语言处理和用户个性分析技术，辅助用户决策，帮助医生给出最佳治疗方案；与孕妇营养咨询商 Nutrition 合作，开发营养查询 App，通过认知语言处理能力学习足够多的食物营养数据以及孕妇的个人历史信息，为新晋妈妈提供个性化的膳食建议和营养数据查询服务；中国 21 家医院采用经由纪念斯隆-凯特琳癌症中心（Memorial Sloan Kettering Cancer Center）训练的 IBM Watson for Oncology（IBM Watson 肿瘤解决方案），该解决方案能够汲取海量信息，其中包括 300 多份医学期刊、200 余种教科书以及近 1 500 万页的文字，通过分析海量医学文献，确定个性化诊疗方案，助力肿瘤学家为患者提供高质量、循证型癌症治疗方案。

目前 IBM 公司宣布启动 IBM Watson Health 医学影像协作计划，由 15 家以上著名的卫生机构、学院医疗中心、影像诊断供应商和医学影像技术公司组成，正在利用 IBM Watson 将认知影像技术应用到针对肿瘤、糖尿病、眼疾、脑疾病以及心脏病等重大疾病的研究诊断中，从而改变临床医生诊断、治疗和监控病人的方式。

2. 监测与分析心脏数据

CardioNet 创建于 1999 年，2008 年在纳斯达克上市，该公司不只是移动心脏监测设备的制造商，更是一家心脏监测服务提供商。该公司的主要产品是 MCOT——Mobile Cardiac Outpatient Telemetry，该产品通过 FDA 审批，其监测效果获得了临床数据的支持。

MCOT 工作原理如图 2-2 所示。

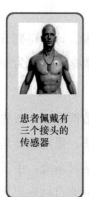 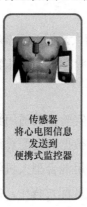 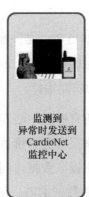 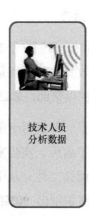 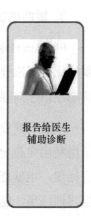

| 患者佩戴有三个接头的传感器 | 传感器将心电图信息发送到便携式监控器 | 监测到异常时发送到 CardioNet 监控中心 | 技术人员分析数据 | 报告给医生辅助诊断 |

图 2-2　MCOT 工作原理

通过传感器为患者提供一天 24 小时的心脏数据实时监测服务，并把监控数据实时发送到患者的随身监控器。当监控器监测到患者心率异常时，会自动把患者的心电图传输到 CardioNet 的监测中心；监测中心每周 7 天、每天 24 小时都有心脏监测专家进行数据分析，一旦专家发现异常可及时诊治。

截至目前，MCOT 方案已成功诊断了 20 万名以上的患者，帮助 41%的患者发现了以前并未诊断出的严重心脏问题。另外，在现实的医疗应用中，该方案具有以下优势：

（1）设备小巧便携；

（2）利用传感器能够进行实时监测，同时利用网络进行监测数据的实时传输；

（3）拥有专业的后端平台和专家团队，能够对监测数据进行实时、有效的反馈；

（4）诊断率较高，在采用其他方法没有诊断出来的患者中，53%的患者通过 MCOT 成功诊断出心律不齐；

（5）紧急报警、及时治疗，在 MCOT 的使用者中有 20%~30%的患者触发了紧急报警系统并获得了及时的治疗；

（6）辅助医生诊断，医生根据 MCOT 提供的建议，为 67%的患者调整了治疗方案，并实现了更好的治疗效果。

3. 辅助癌症治疗

Flatiron Health 公司创立于2013年，是肿瘤大数据的探索者。该公司拥有系统化、标准化收集和分析巨量的癌症病人治疗相关的临床数据，从而为解决癌症治疗问题提供帮助，辅助癌症治疗。

该公司建立了一种适用于所有癌症中心和实验室的通用数据模型：首先采用精确定位电子病历、实验室报告等有价值数据的匹配算法，采用自然语言处理，电脑能阅读文件并从中提取数据，利用混合型人机学习系统，手工构建训练集，能够识别出 90%的数据术语。在匹配过程中，能够自动标记无法匹配的术语，对于无法自动匹配的术语需要医生或者护士进行人工复审。然后使用数据处理引擎对数据术语进行转码后再将数据分类。

同时为了有效存储、分析与应用癌症大数据，该公司建立了 Oncology-Cloud——专门针对癌症的云数据存储和分析平台。该平台符合 HIPAA 法案的安全和隐私保护的相关要求。在整合数据方面，该平台不局限于电子病历记录，通过整合更多的一手患者数据，包括非结构化的医生记录和报告，使平台拥有大量完整的、实时的最新关键性数据，通过对数据不断再加工和分析，医院、癌症科研机构可以获取有价值的分析和观点。同时，该平台拥有统一的质量标准，通过内置 QA/QC 控制和新的路径来确保数据准确，同时所有数据采用统一的格式进行呈现。

通过有效利用癌症临床大数据，Flatiron Health 能够在全国范围内进行癌症治疗方案对比，通过对比可以修正不足，帮助病人找到适合自己的治疗方案，提高治疗方案性价比，减少费用支出。

4. 辅助管理糖尿病

WellDoc 公司创立于 2005 年，是专注于糖尿病管理的最早和最知名的移动医疗公司。该公司提供手机+云端的糖尿病管理平台，该平台主要由患者辅导（Patient Coach）、社会参与（Social Engagement）、临床决策支持（Clinical Decision Support）和自动化专家分析系统（Automated Expert Analytic System）四部分组成。同时，基于大数据提供在线管理服务。

该公司的产品 BlueStar 已经通过 FDA 审批，是一款需要医生处方并能够被医疗保险报销的移动应用，该应用基于数据辅助管理糖尿病，提高治疗的参与度和依从性。若要为患者开具 BlueStar，医生可以根据患者的病情、处方、用药对 BlueStar 进行个性化定制，而患者使用 BlueStar 收集饮食、血糖水平、药物治疗方案效果等数据，云端会对数据进行分析，将诊断建议发给医护人员调整用药，患者获得个性化反馈和警示。其治疗效果和经济价值都经过临床验证。在对 16 例 II 型糖尿病患者跟踪后发现，在使用 BlueStar 之后的 12 个月内，住院和看急诊的次数减少 58%；同时临床使用的数据证明，BlueStar 能够有效降低糖化血红蛋白水平，糖化血红蛋白每降低 1%，就可以节省月人均医疗费用 250~300 美元。

5. 重点发展精准医疗

近年来，随着基因组测序技术的快速进步，美国将精准医疗作为未来健康医疗大数据的重点发展方向之一，并发布了精准医疗计划。该计划致力于治愈癌症和糖尿病等疾病，目的是让所有人获得健康个性化信息。根据规划，美国从 2016 年财政预算中为精准医疗项目划拨 2.15 亿美元经费，将加快在基因组层面对疾病的认识，并将最新、最好的技术、知识和治疗方法提供给临床医生，使医生能够准确了解病因，有针对性地用药；同时，制定了一系列的标准和要求，以保护隐私和跨系统数据交换的安全，促进基于数据的更精准医疗服务新时代的到来。

美国精准医疗的短期目标是癌症治疗，长期目标则是健康管理。其计划的四大细节内容如下：

（1）NIH-百万人群规模的医疗研究。为美国国立卫生研究院（NIH）投入 1.3 亿美元，主要用于百万人群规模的医疗研究，以促进对健康和疾病的认识；同时为形成数据共享机制打下基础。

（2）NCI-个性化癌症治疗。资助美国癌症研究中心（NCI）7 000 万美元，用于肿瘤基因组学研究，开发更加有效的肿瘤治疗方法。NCI 将设计更快、更有效的癌症检测手段，以个性化癌症治疗为基础，扩大临床癌症试验，进行癌症探索，并建立"癌症知识网络"。

（3）FDA-获取专利和推进数据库开发。资助政府食品与药品管理总署（FDA）1 000 万美元，用于获取新的专利和推进高质量数据库的开发，以保证监管机构在精准医疗和公共医疗保健方面的研究需求。同时，鼓励将下一代测序技术迅速转化为临床应用。

（4）ONC-隐私保护和数据安全。资助健康和公众服务部（ONC 5）100 万美元，用于制定一系列的标准和要求，以保护隐私和跨系统数据交换安全。

2.3.2 英国

1. 提供个性化治疗

2012 年，英国首相正式启动 10 万人基因组计划，预计在 2017 年年底获得 10 万名癌症及罕见病患者的全基因组，其检测规模史无前例。该计划会根据基因组学和临床数据制定个性化的癌症和罕见疾病疗法，参加这个计划的人越多，基因组的数据库就越完整，患者就越能从这个计划中获得更精准的诊断结果。对于无法确诊的疾病，检测的样本越多，我们就可以通过交叉对比找出疾病的相同点，并给出诊断结果，使更多的患者能够确诊，让更多的患者从中受益。

截至 2016 年，首批先天性疾病的幼儿患者在此计划的帮助下得到了确诊。4 岁的 Georgia Walburn-Green 和 Jessica Wright 均患有罕见的先天性疾病，在此之前，现有科学手段无法为她们确诊。而在参加了 10 万人基因组计划后，医生为她们进行全基因组测序，最终找出了导致疾病的突变基因，使她们的疾病由"不治之症"变成了拥有"个性化治疗方案"的实例。该计划除了帮助个体患者确诊疾病，并在第一时间进行有效治疗，还能够帮助罕见病患者找到组织，确诊还意味着可以将同样疾病的家庭联系在一起。尤其是对于有些症状非常罕见的疾病，患者家属可以通过这个项目找到相同的群体，并分享病情和应对方案，相互支持。

2. 加速新药研发

2013 年 5 月在牛津大学建立了首个综合运用大数据技术的医药卫生科研中心，即李嘉诚卫生信息与发现中心。该中心总投资 9 000 万英镑（约合 1.4 亿美元），机构包括靶标发现研究所和大数据研究所。中心通过搜集、存储和分析大量医疗信息，确定新药物的研发方向，从而减少药物开发成本，同时为发现新的治疗手段提供线索，探索特定疾病的新疗法。该中心的成立将促进医疗数据分析方面的新进展，帮助科学家更好地理解人类疾病及其治疗方法，有望给英国医学研究和医疗服务带来革命性变化。

3. 辅助癌症治疗

2013 年 6 月，英国医疗保健当局宣布，英格兰将建立世界最大的癌症患者数据库，为个性化的癌症治疗提供基础。该数据库将保存和整理英国每年 35 万新确诊的肿瘤病例的全部数据，数据来自英国各地医疗机构的病例和 1 100 万份历史档案记录，并与威尔士、苏格兰和北爱尔兰的医疗保健数据库共享信息。数据库可以近乎实时地向研究人员和临床医生传递和反馈癌症数据，通过对这些数据的整理、分析和更新最终将揭示各种癌症对治疗方法的反应。数据库的建立，使全英的癌症专家第一次可以实时访问，包括不同类型治疗方式对肿瘤的影响等细节在内的临床数据，这将有助于加速在未来针对每位患者的癌症类别和具体情况对症下药，针对个体发现新疗法，进行癌症个性化的诊断和治疗。

大数据可以让癌症变成"可管理的"疾病。目前一款名为"肿瘤分析单元"的新型设备以非盈利的方式被用来挖掘大量癌症病例数据中的有用信息，建立大型 DNA 数据库，能够帮助识别特定癌症与特定基因的关系，这样就可以为临床医生提供更多治疗方案的选择，通过对数据进行有效管理来彻底改变癌症的治疗。

4. 减轻工作负担

2016 年 2 月英国国家医疗服务体系（NHS）的伦敦帝国理工学院、伦敦皇家自由医院（Loyal Free）与 DeepMind 伦敦子公司合作，成立 DeepMind Health。根据双方签署的协议备忘录，DeepMind Health 和皇家自由医院签订的合作期为 5 年，DeepMind 会获得与急性肾损伤（AKI）检测直接相关的数据，以及合作机构过去 3 年的病人名字、NHS 数、MRN、出生日期等数据的使用权限。DeepMind 正通过将它的专长机器学习运用到医疗保健领域向医疗技术产业进军，与医生共同打造医疗软件，开发出能让医生更好地处理数据的工具，通过工具使用和分析纷繁冗杂的大量信息流。

目前 DeepMind Health 开发的 Stream，是一款能让医生实时检测病人血液数据的 App，通过该 App 我们拥有了掌握实时监测存在病情恶化风险病人的能力，并能够根据检测数据进行阶梯治疗和更好的干预。在皇家自由医院的试点项目中，它可以让医生快速查看体检结果，能够让医护人员在几秒钟内查看病人的血液测试结果，判断急性肾损伤的风险，并改善病人护理。

同时英国的 DeepMind 团队通过一个叫作 Hark 的 App 进行整个医疗活动的管理。团队将医院中的核心任务进行梳理、定义、优化和分配。将复杂且高度管制的医疗活动分解成了计算机能够理解处理的代码，以便使用 AlphaGo 的智能算法去指挥医生和护士的行动。在伦敦圣玛丽医院的探索性研究中，Hark 可以利用智能算法将病人电子病例中的信息快速提取出来，医生和护士只需进行判断即可，将医生的反应速度提高了 37%，极大减轻了医生和护士工作负担。

2.3.3　日本

1. 控制医疗费用

日本政府要求全国的医疗机构在 2014 年年末之前原则上必须采用电子化

方式。据厚生劳动省统计，目前已有 94.6%的医疗机构采用了这种方式，并且积累医疗 "大数据" 达 77.56 亿项。

从 2015 年开始，日本政府利用诊疗报酬明细表中的庞大数据来控制医疗费。明细表中的数据能够显示患者在医疗机构到底接受了怎样的治疗。政府将对这些数据进行分析，以计算出医疗费中的浪费成分，并让各地方政府设定控制医疗费的具体数字。

政府将大数据作为控制费用的一项手段，计划在 2025 年前削减 5 万亿日元（约合 487 亿美元）医疗和护理费用。

2. 预防早期疾病

对于身体疾病的发现，单靠一次两次的体检结果，往往是准确率较低的。但如果能够长期不间断的取得健康信号，对提高监测的准确率，无疑是一个巨大的帮助。近年来，日本致力于通过身体内的蛋白质标志物作为检测疾病征兆的方法研究。

2015 年 11 月在日本举行的全球健康医疗科技会议上，日本一家小型创业公司 Symax 展示了一种可简易安装在坐便器里的传感装置，简单到只要上个厕所，就能够知道身体中是否有健康隐患。将该设备置于马桶内，使用者在如厕的过程中，传感器检测出尿液中的葡萄糖以及各种标志性蛋白质等生物指标含量，上传到云服务器中进行数据分析。通过云服务管理每个人长期的健康数据，同时通过特定的算法判定出使用者患有糖尿病或者痛风等疾病的风险，准确率可达到 99%。在这种情况下，日常生活中无意间就能完成健康检测的产品和服务。通过这个装置，可以检测出 86%以上的、多达十几种由生活习惯导致的疾病信号。

日立公司也通过对健康人和癌症患者的大数据分析，找到了尿液中的标志物，可以查出早期的乳腺癌和大肠癌。预计将在几年内用于实际临床。

2.3.4　中国

1. 组建基因库与医疗数据中心

国家层面组建基因库、医疗数据中心等推动健康医疗大数据发展。

我国在 2015 年 3 月依托华大基因研究院组建国家基因库，提高我国生命科学研究水平和国际影响力，增强我国主动抢占生物基础领域战略制高点的能力。同年 5 月，国家医疗数据中心在北京大学医学部成立，中心将通过规范、指导医院基础数据，提升数据质量，逐步将临床数据和基础标本资源库有效衔接，最终实现精准医疗。

2016 年 8 月 29 日，中国卫生信息学会健康医疗大数据产业发展与信息安全专业委员会（中国健康医疗大数据产业联盟）（以下简称"大数据安全专委会（产业联盟）"）成立大会在南京召开，大数据安全专委会（产业联盟）的成立是贯彻落实国务院《关于促进和规范健康医疗大数据应用发展的指导意见》有关要求的具体践行，以推进实施大数据国家战略为己任，构建健康医疗大数据与信息安全领域的政、产、学、研、用联合创新体系，研究探索健康医疗大数据产业与信息安全发展新趋势、新技术、新模式，推动健康医疗大数据产业聚合和协同发展。

2. 启动国家试点工程

为了进一步部署、推进和规范健康医疗大数据的应用发展，2016 年 10 月 21 日国家卫计委健康医疗大数据应用及产业园建设国家试点工程启动，确定福建省、江苏省及福州、厦门、南京、常州为第一批试点省市，通过试点工程为全国健康医疗大数据中心及产业园建设创造可借鉴的经验。试点地区首先制定完善相关方案和配套政策。其次构建统一权威、互联互通的人口健康医疗信息平台，构建健康医疗大数据中心。最后根据地方特点发展相关产业及健康医疗大数据应用，例如福州布局健康服务、精准医疗、生物医药、科技金融四个特色产业，建立健康城市战略运营和健康人文国际交流两大基地，发展健康养生、精准医疗、智慧健康、分级诊疗四大应用领域；南京的重点是建立在医疗、养生、养老、培训等方面的综合服务应用基地，在生物医药研制方面的应用基地以及在高精尖医疗科技研发领域的应用基地，培育"互联网+健康医疗"新业态。

3. 实现重点领域突破

目前我国健康医疗大数据的应用市场还处于起步投入阶段，健康医疗大数据应用市场的产出价值还远低于投融资规模，但是健康医疗大数据应用已经在临床科研、肿瘤领域精准医疗、医院精细化运营管理、科学化监测评估等领域取得了突破。

1）开展儿童疾病的预防与诊断

上海市儿童医院基于医院多年信息化的积累的数据，采用数据挖掘技术建立临床决策支持系统。

在疾病预防方面，通过对医院呼吸专科临床表征数据，温度、湿度、风力等气候数据，居住环境的环境数据等综合分析，找出上海不同区域、气候特征下儿童常见呼吸疾病的发生规律，其病发状况与气候环境等因素的显著关系，制定相应的各类型疾病个性化预防建议，对儿童开展健康教育，合理安排医疗资源，优化医院管理模式。

在疾病诊疗方面，以小儿社区获得型肺炎（CAP）为例，可以基于大数据的全样本数据，基于体温、化验指标为主线的 CAP 多维立体模型，分散数据聚合为点、线、面、体的多维模型，突破传统临床诊断的盲点。同时将诊断数据与疗效记录分析，结合典型肺炎患儿用药模式，对症状-疾病-治疗的关系进行科学度量。

2）推动肿瘤的精准诊断与治疗

零氪科技（LinkDoc）是一家致力于肿瘤领域的医疗大数据公司。

首先通过输入 39 万份的病历报告数据、45 万份的影像报告数据、23 万份手术记录数据，利用自然语言处理、机器学习等技术，形成了 4 000 余个阅读规则、6 万个病历阅读字典。并在此基础上建立了电子病历人工智能系统，能够自动处理 80%以上的病历，准确率能够到达 99%。

然后通过建立智能随访系统、制定标准的随访规范，实现了诊后随访的专业与高效，随访成功率在 90%以上，实现了随访数据与临床数据的联动。

最后对上述数据进行整理、汇聚之后再反馈给医生，以此达到辅助医生制订更好的医疗方案的目标，推动肿瘤学科的精准医疗。

3）实现医院成本核算与精细化运营管理

为了改变目前医院运营绩效事后考核、粗放式管理的现状，我们迫切需要建立一个能够帮助医院管理成本、获取准确的行业成本数据的机制，实现医院高效、精细化运营管理。北京东软望海科技有限公司通过联合国内 180 家公立医院共同成立 HIA（Hospital Information Alliance），从 180 家联盟成员医院获取 2012—2014 年度的成本数据，并通过对数据的清洗、脱敏处理，产生多维度的分析指标，最终形成并共同发布《公立医院成本报告（2015）》（（以下简称"《报告》"）），致力于提升医疗行业的成本标准管理水平，辅助医院实现精细化运营管理。《报告》全面展现了中国公立医院的运营地图，为各类公立医院的经营提供了标杆参考值，医院机构借助该报告可从多维度进行经营情况对标分析，作为战略决策的依据。

4）实现分级诊疗效果科学评估

四川省卫生和计划生育信息中心与电子科技大学合作，以分级诊疗为切入点，有效利用大数据进行分级诊疗的效果评估。

通过有效利用数据可以从全局掌控分级诊疗全省异地就诊患者流向，可以揭示目前四川省患者就诊的现状；通过利用 Gain Ratio Attribute Eva 特征选择算法，将患者的多个特征进行比对，获取信息的差异点，并按差异性进行排序，构造训练集和测试集，然后利用 RIPPER、JRip 等分类算法，对数据进行分类，可以分析出区域患者全维度的特征等。

基于这些能够客观反映分级诊疗政策实施后的效果，为医疗资源优化配置、分级诊疗工作的决策与评估、分级诊疗政策的进一步完善提供科学依据。实现由"经验即决策"过渡到"数据辅助决策"，最终实现"数据即决策"。

2.4 我国健康医疗大数据应用需求

2.4.1 多方共同推动健康医疗大数据发展

1. 社会需求加快大数据的应用

首先，近年来我国医疗需求攀升，一是我国老龄人口加速增加，我国已经是世界上老龄人口最多的国家，目前共有 60 岁以上老年人口 2.2 亿人，占我国总人口的 16.1%。预计到 2035 年 60 岁以上人口将激增到 4.18 亿，占人口比例将达 29%[7]。二是我国慢病人群庞大，我国确诊慢性病患者 2.6 亿人，并以每年 8.9% 的速度递增，据相关调查显示[8]，2013 年我国 15 岁及以上人口确诊自报慢性病患病率已达 33.1%，其中高血压患病率 14.3%，比 2008 年增加了 1.1 倍，糖尿病患病率 3.5%，比 2008 年增加了 1.7 倍。由此加剧引发优质医疗资源紧缺、医疗服务质量不高、患者体验差等问题，导致医患关系紧张，因此整体医疗服务效率亟需提升。

其次，医疗信息的不对称、不透明导致患者难以主动参与到医疗过程当中，造成过度医疗。如不必要的药品处方、医疗检查、手术和治疗等。根据美国医学研究所（Institute of Medicine）调查报告，美国医疗系统因不必要的诊治、繁杂文件、欺诈和其他原因造成每年 7 500 亿美元的医疗资源浪费，约占医疗支出的 30%[9]。在我国，根据北京市药监局西城分局对辖区内五个街道的过期药品回收状况的调查显示[10]，91.8% 的家庭有过期药品，70.1% 的家庭存储过期药超过半年，其主要原因是包装剂量大和大处方。因此为了减少医疗资源浪费，医疗信息亟需透明。

最后，我国推行医保全民覆盖，现行医保支付体系压力大，且将不断加剧。在城镇居民医保方面，2013 年全国有 108 个统筹地区出现收不抵支，医保资金已经不堪重负，而且现在各项医疗保险基金支出增长率均超过收入增长率[11]。2017 年城镇职工基本医疗保险基金将出现当期收不抵支的现象，到 2024 年将出现基金累计结余亏空 7353 亿元的严重赤字[12]。我国商业保险目前仍处于发展初期，不能对医保进行有效补充。第一，健康险规模小且人口覆盖率低。现有商业医疗保险以理财型为主，消费型健康险体量小，2015 年商业健康险在总体商业保险中的占比未超过 10%，在人身险中也仅占 14.8%，而发达国家一般在 20%~30%。同时我国商业健康险的赔付金额占我国卫生总费用不到 2%，发达国家通常在 10%左右，美国则超过 30%[13]。第二，商业健康险赔付高。商业健康险在收入高增长的同时，赔付率始终维持在 35%以上的高位，远高于人身险 25%左右的赔付率[13]。未来在积极发展商业保险的过程中，支付方控费需求强烈，因此控费和精算能力亟需提高。

综上，健康医疗大数据在提升医疗服务效率和质量、变革医疗模式、实现科学化控费和精算管理等方面具有十分重要的意义，因此发展健康医疗大数据正当时。

2. 技术进步推动大数据时代的到来

技术的进步丰富了健康医疗大数据，健康医疗大数据的积累正在加速进行，随着技术的不断发展，健康医疗大数据的存储、分析和应用成为可能。

首先，医院的信息化建设及可穿戴设备的普及让即时监控数据成为可能。随着电子病历、电子健康档案、移动智能终端、可穿戴设备等的普及和应用，带来了全新的医疗和健康理念，大规模、实时、持续地收集患者、亚健康和健康人群的数据成为可能。

其次，生物检测技术的进步促使生物数据爆发。例如二代测序（高通量）技术不仅使测序成本从一代测序的 30 亿美金/个基因组，降低至 1 000 美金，而且二代测序的通量远高于一代测序。因此大范围的基因组测序加速了生物数据的积累，使生物数据存在无限被挖掘的可能，为临床操作和基础研发带来价值。

最后，IT 技术的进步使健康医疗大数据应用成为可能。如数理统计、数据挖掘、图像处理识别、机器学习、自然语言处理、数据可视化、人工智能等技术取得进步，数据融合等交叉学科的发展，让大数据技术，尤其是深度学习算法快速发展，为发展基于大数据的医疗人工智能奠定基础，进而提供更加精准、连续、有价值的数据信息。

3. 国家政策让大数据备受关注

当前国家对信息惠民、大数据战略、健康中国 2030 等做出了一系列部署，健康医疗大数据的应用发展得到快速推进。国家"十三五"规划中提出："实施国家大数据战略，推进数据资源开放共享"。大数据已经上升为国家战略，健康医疗大数据也备受关注。

从 2015 年起，国家密集出台了一系列政策文件，《国务院关于推进"互联网+"行动的指导意见》、《全国医疗卫生服务体系规划纲要（2015 年—2020年）》、《促进大数据发展行动纲要》等来推动我国健康医疗大数据发展。

2016 年 6 月 24 日，国务院办公厅重磅发布了《关于促进和规范健康医疗大数据应用发展的指导意见》，进一步规范和推动健康医疗大数据融合共享与开放应用，要消除数据壁垒，建立跨部门跨领域密切配合、统一归口的健康医疗数据共享机制。建立和完善全国健康医疗数据资源目录体系，全面深化健康医疗大数据在行业治理、临床和科研、公共卫生、教育培训等领域的应用。积极营造促进健康医疗大数据安全规范、创新应用的发展环境，加强健康医疗大数据相关法规和标准体系建设，制定分级分类分域的数据应用政策规范，推进网络可信体系建设，注重内容安全、数据安全和技术安全，加强健康医疗数据安全保障和患者隐私保护。通过"互联网+健康医疗"探索服务新模式、培育发展新业态，为打造健康中国提供有力支撑。

2016 年 8 月份召开的全国卫生与健康大会，习近平总书记提出了新形势下卫生与健康工作方针，以基层为重点，以改革创新为动力，预防为主，中西医并重，将健康融入政策，强调要完善人口与健康信息服务体系建设，推进健康医疗大数据应用。

2016 年 10 月中共中央、国务院印发了《"健康中国 2030"规划纲要》，提出加强健康医疗大数据应用体系建设，推进基于区域人口健康信息平台的医疗健康大数据开放共享、深度挖掘和广泛应用。

2016 年 12 月国务院印发《"十三五"深化医药卫生体制改革规划》，指出要健全基于互联网、大数据技术的分级诊疗信息系统。要深化药品流通体制改革，应用流通大数据，拓展增值服务深度和广度，引导产业发展。要积极发展基于互联网的健康服务，促进云计算、大数据、移动互联网、物联网等信息技术与健康服务深度融合，为健康产业植入"智慧之芯"。

2016 年 12 月国务院发布了《"十三五"卫生与健康规划》，提出促进云计算、大数据、物联网、移动互联网、虚拟现实等信息技术与健康服务的深度融合，提升健康信息服务能力。全面深化健康医疗大数据应用。推进健康医疗行业治理、临床和科研、公共卫生大数据应用，加强健康医疗数据安全保障和患者隐私保护，发展智慧健康医疗便民惠民服务，完善统计制度，加强统计数据分析能力， 提高服务能力和管理水平。

2017 年 1 月国家卫生计生委印发了《"十三五"全国人口健康信息化发展规划》，提出以保障全体人民健康为出发点，以提高人民群众获得感、增强经济发展新动能为目标，大力加强人口健康信息化和健康医疗大数据服务体系建设，推动政府健康医疗信息系统和公众健康医疗数据互联融合、开放共享，消除信息壁垒和孤岛，着力提升人口健康信息化治理能力和水平，大力促进健康医疗大数据应用发展，探索创新"互联网+健康医疗"服务新模式、新业态。

4. 市场空间广阔加速大数据产业发展

从 2015 到 2020 年中国将迎来大数据市场的飞速发展，预计 2016 年末，中国大数据市场规模达到 2 485 亿元，到 2020 年，市场规模将达到 13 626 亿元的高点。到 2020 年，中国医疗大数据应用市场规模将达到 79.05 亿元[14]，具体如图 2-3，图 2-4 所示。

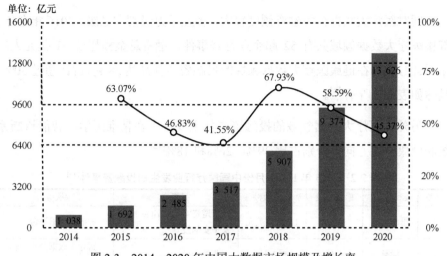

图 2-3　2014—2020 年中国大数据市场规模及增长率

（数据来源：贵阳大数据交易所）

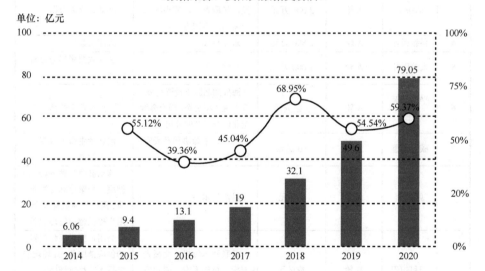

图 2-4　2014—2020 年中国医疗大数据应用市场规模及增长率

（数据来源：贵阳大数据交易所）

近年来多方资本投入健康医疗大数据领域，资本大规模涌入将进一步加速健康医疗大数据产业的发展。医疗数据领域的资本涌入从 2014 年开始，在 2014 年 6 月到 2016 年 5 月底，医疗行业发生投资并购事件共计 373 笔，其中医疗数据投资并购事件为 24 笔，医疗数据相关的投融资事件共计 42 笔，此领域较受资本青睐[10]。

同时医疗大数据公司融资额度较大，多在千万级别和亿级。2016 年全年，健康医疗大数据领域共有 52 起企业融资事件，融资总金额超过 91 亿元人民币。其中，我国在健康医疗大数据领域的投融资事件高达 28 起，占比超过 50%，具体如表 2-2 所示[15]。

另外，医疗大数据领域的投融资事件主要集中在精准医学、智能诊断系统和健康管理方向，分别占比 39%、26% 和 18%[15]。

表 2-2　2016 年 1—12 月份中国医疗行业发生的投融资事件[15]

序号	公司名称	融资阶段	融资金额	投资方	服务
1	思派网络	A 轮	1 000 万美元	斯道资本、F-Prime 基金及平安创投	肿瘤大数据平台
2	趣孕	A 轮	6 000 万元	蓝驰创投	医疗大数据分析与辅助生殖服务
3	拍医拍	A 轮	3 000 万元	重山远志健康基金领投，亿联资本、韩小红以及美国红点跟投	移动医疗大数据
4	科瓴医疗	A 轮	2 500 万元	永太科技	医疗大数据
5	太美医疗	A 轮	1 000 万元	经纬中国	医疗数据采集与分析管理
6	平安好医生	A 轮	5 亿美元	海外知名股权投资基金、五百强大型央企、国有金融企业以及互联网公司	健康医疗大数据
7	碳云智能	A 轮	10 亿元	腾讯、中源协和及天府集团等	消费者生命大数据人工智能
8	妙健康	A 轮	1 亿元	融汇资本	移动健康管理平台，为健康、金融移动终端企业、医疗健康机构及个人用户提供健康管理服务
9	国科恒泰	B 轮	数亿元	君联资本领投，北极光创投、百年人寿、通和资本、山蓝资本等机构跟投	为用户提供医疗仪器的供应链服务，此轮融资将投入医疗领域网络布局，加速公司的大数据及 sass 应用落地
10	零氪科技 LinkDoc	B 轮	1 000 万美元	宽带资本领投，汇桥资本、千骥资本、NEA 跟投	临床数据融合系统，主要业务是医疗信息系统集成和应用软件开发
11	思派网络	B 轮	数千万美元	腾讯领投，此外，原有投资者斯道资本、F-Prime 基金及平安创投继续跟投	专注于肿瘤领域的数据平台，为肿瘤专家提供肿瘤诊断治疗以及临床工作的综合解决方案
12	海普洛斯	A 轮	5 000 万元	顶级 VC 领投，另外三家公司参投	基于大数据技术对癌症患者进行基因检测

（续）

序号	公司名称	融资阶段	融资金额	投资方	服务
13	贝壳社	A 轮	1 000 万元	上海德治和投资	医疗健康科技媒体、创业社区
14	人仁医	天使轮	1 000 万元	众海投资	医疗大数据
15	太美医疗	B 轮	数千万元	北极光创投领投，A 轮投资方经纬中国和天使轮投资方凯风创投跟投	基于数据分析、数据挖掘等科技技术为用户提供移动临床研究解决方案
16	DeepCare	天使轮	600 万元	峰瑞资本	专注于研发医疗影像检测、识别、筛查和分析技术，通过大数据挖掘技术，将医疗影像识别技术提供给医疗器械厂商
17	智慧药箱	天使轮	600 万元	弘励创投	医疗大数据平台，为移动端的用户提供精准用药数据服务
18	吉因加	A 轮	2 亿元	华大基因领投，火山石投资、松禾资本等参与跟投	基因测序公司，此次融资将用于建立中国人肿瘤基线数据库，利用数据分析技术，为治疗提供更为专业、精准的基因测序依据
19	鹍远基因	A 轮	2 000 万美元	亚洲基金领投，松禾资本、辰德资本参与跟投	致力于基因测序技术的研发和应用，并利用大数据分析等技术，为患者提供肿瘤诊断及针对性治疗，实现精准医疗的个性化服务
20	泛生子基因	B 轮	数亿元	中源协和细胞基因领投，新天域资本以及分享投资、约印创投、嘉道功程等参与跟投	主要为癌症患者提供分子诊断方案以及专业的癌症遗传风险评估，融资完成后将布局大数据领域，加速自有数据积累和深度挖掘
21	美因基因	A 轮	1.67 亿元	非公开投资机构	为用户提供易感基因检测、微生物基因检测等基因检测产品，帮助人们实现精准健康管理，该笔融资将用于打造人群基因-表型数据中心
22	医鸣科技	A 轮	数千万元	联创永宣领投，跟投方为通渡资本、西部资本和丰厚资本	致力于移动互联网领域的医疗大数据服务，为医疗机构提供电子病历相关医学数据结构化处理和分析挖掘，进而帮助医生减负，完成科研和患者管理需求

（续）

序号	公司名称	融资阶段	融资金额	投资方	服务
23	汇医慧影	A 轮	数千万元	蓝驰创投	医学影像咨询平台，本轮融资将用于完善 SaaS 数据分析系统，进而挖掘医疗大数据，为提供个性化服务做好准备
24	数联医信	A 轮	数千万元	红杉中国	医疗大数据企业，旨在建立医疗设备线上线下服务平台，为机构中的中型医疗设备提供全生命周期的维修及整机保修的数据服务
25	CLEAR 柯丽尔	B+轮	3.15 亿元	尚未透露	利用移动互联网、大数据等技术与医疗健康领域深度融合，从而促进医院信息化建设与改革，实现院间数据互联互通和共享，为患者提供一站式医疗服务
26	北京希望组	A 轮	1 亿元	经纬中国和赛富投资领投，清科创投参与跟投	专注于将生物信息学、基因组学和个人健康研究，其自主研发的遗传病大数据分析私有计算平台集临床样本管理、数据标准分析、可视化分析报告于一体，致力于为医疗工作者提供一站式医疗服务
27	连心医疗	天使轮	1 200 万元	国科嘉和、安龙基金和西科天使基金	致力于搭建专业的肿瘤数据中心和放疗云平台，并为用户提供软件服务和数据分析服务
28	雅森科技	A 轮	数千万元	中股集团顺禧基金、虎丘医疗	专注于脑、甲状腺、心脏、肺、肾和全身骨的医疗影像分析，主要整合了医疗大数据，借助人工智能和专利数学模型，对疾病的评价与分析，从而为医疗工作者提供专业解决方案

2.4.2 健康医疗大数据总体应用需求

健康医疗大数据作为国家重要的基础性战略资源，它的应用发展将推动医疗健康业务与服务模式转型升级，有利于深化医药卫生体制改革，提升健康医疗服务效率和质量，不断满足人民群众多层次、多样化的健康需求，有利于培育新的业态和经济增长点。我们认为健康医疗大数据将面向健康/亚健康人群、患者、医生、医疗机构、政府、药械企业、保险公司、医药经销商等多主体，以需求为导向在临床科研、公共卫生、行业治理、管理决策、惠民服务、产业发展等多方面，提供多种多样的健康医疗大数据应用及服务来影响整个医疗行业的变革，具体如图 2-5 所示。

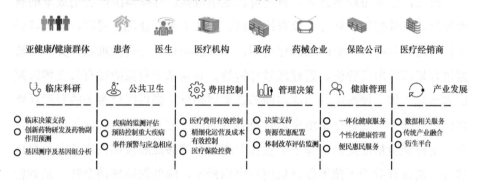

图 2-5 面向多主体、以需求为导向的健康医疗大数据应用及服务

第一，在临床科研方面，首先可以基于海量数据的学习与分析辅助医生进行临床决策，如用药分析、药品不良反应、疾病并发症、治疗效果相关性分析、抗生素应用分析等，通过这些信息辅助医生进行诊断，并为患者制定个性化治疗方案，提高诊疗效率、降低出错率。同时依托大数据能够实现网上问诊的智能问答，帮助用户初步了解病情，避免盲目就医或延误就医。其次在新药研发前期，通过数据建模和分析，能够确定最有效率的投入产出比，配备最佳资源组合，可以暂缓研究次优药物。在药物研发和临床试验过程中，可以基于数据创新药物研发模式，通过有效的关联分析，进行药物疗效评估，包括安全性、有效性、潜在的副作用和整体试验结果等，进而加快新药从研发到推向市场的时间。在药物投入市场后，制药企业可以通过数据分析进行数据营销，做到多方共赢。如基于治疗效果制定定价策略，有利于医疗机构控制成本支出，有利于患者以合理的价格获得新药，有利于制药企业获得更高的收益。最后大数据的发展使基因测序与基因组分析成为可能，可以针对重大疾病识别疾病易感基因、极端表现人群，从而提供最佳治疗方案。

　　第二，在公共卫生方面，通过大数据技术能够监测和分析疾病模式、追踪疾病暴发及传播方式途径，有效进行疾病的监测评估、预防与快速干预，提高公共卫生监测和反应速度，进而更快更准确地研制靶向疫苗。并通过提供多样的公众健康服务如对危及健康的因素监控与预警、公众健康咨询、社区服务等，大幅提高公众健康风险意识，降低疾病感染风险，预防控制重大疾病的发生。

　　第三，在费用控制方面，首先可以运用数据进行整体医疗费用成本的有效控制，有效控制大处方、检查比例高、医保卡重复使用等问题，解决各类欺诈与滥用问题，有效降低医疗费用，支撑解决百姓看病贵难题。并利用数据进行规范性用药评价、管理绩效分析等。其次基于数据能够有效支撑医院成本核算工作，使得医院的成本能够真实完整反映提供医疗服务的资源耗费情况，有助于医院进行精细化运营及有效的成本控制。最后，通过数据可以有效支撑保险精准定价，基于个性化健康数据能够提醒投保人注意自身身体状况，通过有效的干预手段降低用户患病概率，降低保险理赔金额，做到精细化理赔运营。

　　第四，在管理决策方面，首先通过各种统计和分析，可以让决策者从基本运营情况、医疗质量、人力资源、科教研、绩效管理等多个角度全局性地掌握医疗机构运营的总体情况，为管理者进行科学化、合理化决策提供强有力的支持。其次随着健康医疗大数据的发展和完善，大数据技术与健康医疗服务的深度融合应用，能够对体制改革进行合理的监测与评估，例如以数据作为支撑，能够使优势资源"下得去"，有效利用数据能够助力实现分级诊疗效果的科学评估，合理进行资源优化配置，更好地推动分级诊疗落地。

　　第五，在健康管理方面，通过大数据推动覆盖全生命周期的预防、治疗、康复和健康管理的一体化健康服务。首先基于数据能够引导居民进行疾病的有效预防，开启健康生活，通过数据可以帮助识别哪些患者患有高血压、糖尿病或者有患上其他慢性疾病的风险，使这些人群尽早接受预防性保健方案，以此来引导居民拥有健康的生活方式。其次大数据让实现个性化健康管理、慢病管理成为可能，让居民在医院、社区及线上的服务保持连续性。例如，提供心血管、癌症、高血压、糖尿病等慢性病干预、管理及健康宣教（保健方案订阅、推送）等，不断增强"自主健康"服务体验，让健康数据"多跑路"，让人民群众"少跑腿"。最后基于健康医疗大数据能够优化就医流程，例如，在线预约就诊、预约挂号、诊间结算、医保联网异地结算、移动支付、健康咨询等，给百姓带来更加便捷的应用与服务。

第六，在产业发展方面，首先拓展数据咨询、数据整合服务、基于数据的第三方数据应用等数据相关服务，并由此产生双创、融资等衍生平台。其次依托政府、企业、科研机构等多主体，将健康医疗业务与大数据技术深度融合，推进健康医疗与养生、养老、家政等多业务协同发展，构建健康医疗大数据产业链，推动健康养老、健康管理、健康咨询、健康旅游等传统产业融合，最终实现健康医疗大数据产业的蓬勃发展。

第3章 临床大数据应用实践

➢ 恶性肿瘤大数据分析

➢ 药物应用大数据分析

➢ 疾病辅助诊断分析

3.1　恶性肿瘤大数据分析

3.1.1　应用背景

恶性肿瘤属于慢性病中危害最大的疾病，近年来，恶性肿瘤已经成为中国居民的首位致死原因，占比 26.44%，且发病率和死亡率还在逐年上升。平均每分钟确诊 6 例恶性肿瘤患者，4 例因恶性肿瘤而死亡。权威数据估测中国 2015 年新发癌症病例达 429 万例，占全球新发病例的 20%，死亡 281 万例，平均每天约有 12 000 个新增癌症病例和 7 500 个癌症死亡病例。根据国家癌症中心统计，中国现存肿瘤患者约为 750 万人，按人均每年花费 7 万元，肿瘤治疗渗透率 60% 计算，中国肿瘤医疗服务市场规模约为 3 200 亿元。因此开展恶性肿瘤诊疗科学研究，提高早期发现率，提高治疗的有效性，社会意义十分重大。

传统的科研模式下，由于各种现实条件的限制，恶性肿瘤疾病诊疗研究存在着种种不足，用于肿瘤诊疗科学研究的临床数据往往来自于少数医院的少量数据，获取的样本是一个相对小的数据集，不具有足够的代表性，采集到的数据由于研究的预设性和意向性，无法有效支持创新式的科研模式。

因此，我们希望从更多的渠道、更多的肿瘤医院采集海量的肿瘤临床及基因数据，为科研人员提供大数据分析的基础，并利用多样的技术手段，针对肿瘤治疗展开多维度的研究，从而推动肿瘤新疗法的研究。

根据麦肯锡公司 2013 年 "健康护理大数据革命" 报告，美国应用医疗大数据的 5 个价值途径，即 Right living（促进个人健康），通过提供个性化的健康服务，鼓励保持健康生活方式，促进个人用户在疾病预防治疗过程中担当主动角色；

Right Care（提升医疗服务质量），通过大数据分析建立规范的疾病诊疗方案，帮助患者得到最为正确的治疗方法，避免过度医疗；Right Provider（优化医疗管理），通过信息互联，提供智能导诊、个性化诊疗建议，合理选择医疗资源，获得最好的治疗效果；Right value（改善医疗支付），通过实时监控、统计分析等，帮助医疗监管部门发现医疗浪费、滥用等问题，促进合理的医疗消费；Right innovation（促进药物研发），通过大数据分析，帮助制药研发机构根据临床大数据改进研发模式，改进药物研发流程。到 2011 年底，美国成功地使医疗费用下降了 3 000 亿到 4 500 亿美元，占美国医疗成本的 12%~17%。

国内某大学附属肿瘤医院，围绕 Right living（促进个人健康）、Right Care（提升医疗服务质量）、Right Provider（优化医疗管理）、Right value（改善医疗支付）四个方面的探索，建立了恶性肿瘤大数据分析平台，实现了筛查人群的健康管理、肿瘤预测与风险评估、肿瘤诊疗决策与监测、肿瘤诊疗新模式建立、肿瘤卫生经济学分析及肿瘤医疗费用分析等，从而找寻更有效的肿瘤诊疗方案，在降低医疗费用的同时提高治疗水平，延长患者生存周期。

3.1.2 设计思想和总体框架

恶性肿瘤大数据分析平台的建设共有 5 家省级肿瘤专科医院参与，数据来自于 5 家肿瘤医院 8 年的所有临床诊疗数据，涵盖了患者基本信息、检查检验信息、医学影像信息、手术信息、治疗信息（放疗、化疗、内分泌疗法、靶向疗法）、出院小结、随访记录等，数据总记录数超过 10 亿条，每年新增记录数 1 亿条，存储容量达到 PB 级，入院人次高达 500 万以上，相关患者数量高达 120 万人以上，且每年新增 10 万人以上。从收集的数据规模、数据范围来说都是前所未有的。

我们希望利用医疗大数据的相关技术手段，借鉴国内外医疗大数据的创新模式，多方面开展相关科学研究。项目研究的目标是：一方面，建立肿瘤危险因素分析系统，提高肿瘤的早诊率，降低常见恶性肿瘤的发病率；另一方面，建立以效果比较为基础的肿瘤决策分析系统，提升总体疗效，降低总体成本。

为实现以上目标，恶性肿瘤大数据分析平台的建设内容包括了以下 4 个部分：

（1）在充分参考国际标准和征求专家意见的基础上制定恶性肿瘤分析的单病种数据标准；

（2）建立肿瘤数据采集脱敏机制，实现数据的映射、转化、清洗、校验、脱敏等处理；

（3）基于多来源的临床数据，通过建立数据存储交换机制、数据综合管理系统等，构建肿瘤大数据中心，建立疾病风险评估数据仓库、经济学分析数据仓库以及面向分析主题的数据集；

（4）针对常见恶性肿瘤实现肿瘤大数据分析应用，包括肿瘤疾病风险评估、肿瘤诊疗决策支持、肿瘤诊疗新模式建立以及肿瘤卫生经济学分析。

3.1.3　恶性肿瘤大数据分析平台建设介绍

恶性肿瘤大数据分析平台包括数据标准制定，数据标准化采集，数据平台建设，数据分析应用四大部分，其中数据分析应用包括肿瘤疾病预测、肿瘤疾病医疗费用分析、肿瘤疾病卫生经济学分析、肿瘤大数据统计分析以及病历检索和文本挖掘等五大部分。下面选择一些核心内容展开介绍。

恶性肿瘤大数分析平台建设内容如图 3-1 所示。

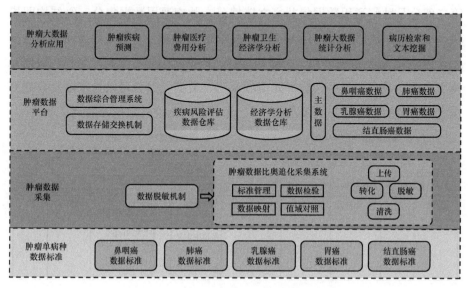

图 3-1　项目的研究内容

1. 数据标准制定

建设恶性肿瘤大数据平台，首先需要制定数据标准，为数据采集、数据分析提供规范化数据标准。数据标准的制定需要满足许多方面的需求，例如：诊疗质量控制、临床医学研究、区域数据共享、隐私保护等。恶性肿瘤数据标准制定在提高诊疗质量控制，促进临床科学研究，实现跨区域数据共享方面发挥着重要的作用。

数据标准的制定由包括临床医生团队以及医学 IT 标准化专家组成的数据标准建设团体共同完成。通过查阅国内外有关的数据集标准、诊疗规范，在征询国内外专家意见的基础上，整理出肿瘤数据元标准，包括数据元定义、数据元值域说明等。最后根据国家卫生计生委互联互通规范以及临床文档共享规范，制定出数据共享文档规范。

我们制定的肿瘤数据标准参照了包括 NCCN 临床指南、美国癌症研究所 SEER 编码手册、国家卫生计生委卫生信息值域编码、HL7 临床文档规范、美国 HIPPA 法案中的隐私保护条款等 27 种以上的相关标准及文献。同时还结合了肿瘤医院的实际数据，以及管理人员和科研人员对数据的需求。

恶性肿瘤数据标准包含两部分内容，第一部分是肿瘤通用数据集标准，第二部分是肿瘤通用数据集共享文档规范。肿瘤通用数据集分三级结构即模块、子模块和数据元。共有 18 个模块，258 个数据元。每个数据元的属性描述有 9 个，包括所属模块、子模块名称、数据元编码、数据元名称、数据元英文名称、数据元说明、数据元值域说明、数据元是否可以为空以及数据元制定所参考的标准等。图 3-2 展示了一个"放疗部位"数据元的定义示例。

编码规则：RTY-00-02
　　　　模块　子模块　数据元顺序号

值域设置：　　参考标准：
值域参考标准　为什么设置此数据元
兼顾实用可行

模块名称	子模块	数据元编码	数据元名称	数据元英文名	数据元说明	值 域	参考标准	可否空
放疗	—	RTY-00-02	放疗部位	RadiotherapyTreatmentRegion	放疗部位依据RTDS v4.0.8_UK及自主定义	·原发灶 ·原发灶及淋巴结引流区 ·淋巴结引流区 ·非解剖学划定的原发部位 ·转移灶 ·预防	依据RTDS v4.0.8_UK	否

图 3-2　肿瘤数据集数据元定义示例

肿瘤通用数据集共享文档规范是在制定的肿瘤通用数据集标准的基础上，参照国家卫生计生委发布的电子病历共享文档规范以及 HL7 发布的共享文档规范制定的，为数据共享提供规范。共享文档主要是将肿瘤通用数据集的内容以类似 XML SCHEMA 的形式定义下来，用于生成符合标准要求的共享文档数据。

2. 数据标准化采集

根据制定的数据标准，肿瘤数据标准化采集系统实现了从医院各业务系统采集数据并上传至肿瘤大数据平台。数据采集流程如图 3-3 所示。

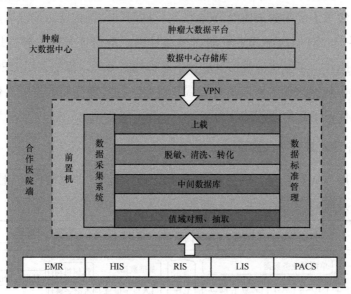

图 3-3　数据标准化采集流程

数据的采集通过在合作医院端部署专门的数据采集前置机完成。数据采集前置机包括一套数据采集系统，通过流程标准化的过程完成数据采集。

数据采集系统主要包含数据标准管理、数据流程标准化采集，以及数据上载功能。数据标准管理，主要用于维护制定的数据采集标准，为数据采集服务。数据标准管理包括数据元的增删改，数据标准版本管理以及数据的值域管理等。数据流程标准化采集主要是将分散在医疗机构各业务系统如 EMR、HIS、LIS、RIS 等中的数据通过值域对照、数据抽取等操作临时存储到前置机的中间数据库中，在中间数据库中，数据经过脱敏、清洗，转化成符合标准要求的数据。最后通过虚拟专用通道上载到肿瘤大数据中心。其中值域对照、数据抽取、脱敏、清洗、转化、上载等操作是标准化流程，只要按步骤完成该流程就可完成数据采集。

隐私数据脱敏是需要在数据采集阶段着重考虑的问题之一。在医疗相关领域内，患者相关信息、医生相关信息、医疗机构诊疗方案信息属于隐私信息，在非授权的情况下不可以被其他使用者识别出来。目前世界上隐私保护技术主要采用"匿名"的方法，它致力于解决匿名化的安全性问题，以及研究生成满足相应匿名策略的具体方法。

我们参考了美国的 HIPPA 安全法案，同时结合国内实际情况以及技术上的回溯要求，对病历中患者姓名、电话号码、身份证号码、邮件地址、邮箱、个人照片、家庭住址等信息进行了对称加密处理，算法采用 DES 加密算法，密钥由数据来源方医院进行设置及保存。在实现隐私数据匿名化处理的同时，也保留了数据回溯的能力。

3. 肿瘤大数据平台建设

恶性肿瘤大数据平台的建设主要包含三个方面，即软硬件基础架构、数据存储以及面向应用的数据分析服务，具体如图 3-4 所示。

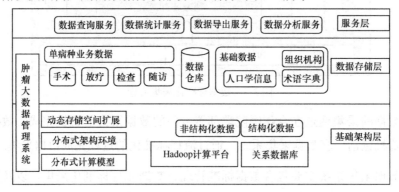

图 3-4　肿瘤大数据平台基本架构

恶性肿瘤大数据平台的软硬件基础架构由两部分组成：传统数据库架构，以及适用于大数据的 Hadoop 大数据架构。传统数据库架构采用 Oracle 数据库，用于存储并处理结构化数据；Hadoop 大数据架构用于存储并处理如文本，影像等非结构化数据。这种将 Hadoop 大数据据架构和传统 Oracle 数据库架构结合起来的方式，能充分发挥两种架构的优势。虽然 Hadoop 技术在处理 TB、PB 及以上大规模数据方面有很大的优势，但是 Hadoop 体系的适用场景、设计理念和传统关系型数据库有很大差异，且对通常的编程接口和方法的支持还不够完善，会增加开发难度。其次，传统数据库架构经过长期的发展在处理结构化数据方面具有明显的优势，目前大多数数据处理组件还是基于传统数据库架构开发的，这使得传统数据库架构在结构化数据处理及数据展示等方面具有明显的优势。另外 Hadoop 大数据架构在数据管理方面相比传统数据库架构还有许多方面有待加强。

因此，我们采用了混合模式，充分发挥传统数据库在数据展示，结构化数据处理等方面的优势，以及 Hadoop 在处理大规模数据效率方面的优势。将使用传统数据库能够满足需求的结构化数据存储、处理与展示依旧放在传统数据库上完成；将传统数据库处理效率低，不满足时效要求的非结构化数据的存储、查询与统计放在 Hadoop 架构上完成。

恶性肿瘤大数据平台的数据存储内容包括通过分布在合作医院的前置机上传的数据以及大数据平台处理及应用所需要的全部数据。主要分三部分：第一部分是基础数据，包括人口学信息、组织机构、术语字典以及数据标准等基础数据；第二部分是业务数据，包括数据标准定义的检查、检验、手术、病理、随访等业务数据；第三部分是存储基于主题的用于特定数据应用的数据仓库，如用于疾病风险评估的数据仓库、用于卫生经济学分析的数据仓库等。

恶性肿瘤大数据平台提供的面向应用的数据分析服务主要包括：数据查询、数据统计、数据导出以及各种数据分析等服务。基于各种不同的服务，为最终用户提供多种肿瘤大数据应用。

4. 肿瘤大数据分析应用

基于恶性肿瘤大数据平台的肿瘤大数据分析应用主要包括肿瘤疾病预测、肿瘤疾病医疗费用分析、肿瘤疾病卫生经济学分析、肿瘤大数据统计分析以及病历检索和文本挖掘五大应用，下面分别进行阐述。

1）肿瘤疾病预测

对于肿瘤疾病的预测，首先通过收集患者的历史数据并对患者进行持续的跟踪随访，以获取患者连续的健康信息。其次采用大数据分析方法，对采集到的数据进行相关性分析，找到和肿瘤相关的重要影响因素，建立数学回归模型，以实现对肿瘤的风险评估和未来几年患病可能性的预测。

针对不同病种的风险评估工作在国内外都在广泛开展，最早的可以追溯到美国于 20 世纪 50 年代开展的慢病研究。因此相关的研究技术是比较成熟的。但是，传统的研究方法大多以走访、访谈、书面问卷的方式来收集数据，存在数据样本小、数据来源单一、数据质量不高等问题。针对这些问题，我们通过借助近年来大力建设的人口健康信息平台，有效整合获取个人健康档案、患者电子病历等信息，同时采用其他多种数据获取方式，获得更加完整全面的海量随访数据、问卷数据等，以支持更复杂、更全面的数据分析，通过这些分析可能会发现新的疾病影响因素。

> 　肿瘤疾病风险评估模型构建方法

疾病风险评估研究步骤主要包括以下四个方面：（1）选择拟评估的疾病（病种）；（2）不断发现、评估与确定疾病发生相关的危险因素；（3）选用恰当的统计学方法构建疾病风险模型；（4）验证及评价疾病风险模型的正确性及准确性等。

风险评估建模方法是实现疾病风险评估的技术手段，合理应用统计技术构建有效的疾病预测模型是慢性病预防控制的关键环节。根据研究资料的来源，可将国内外常用的肿瘤疾病风险评估建模方法分为两大类：一类是基于大量散在的横断面研究结果所进行的合成研究，统计学方法主要有 Meta 分析方法、合成分析（Synthesis Analysis）和哈佛癌症指数等方法；另一类是直接利用流行病学研究结果，主要是基于社区大型纵向队列研究成果，其建模方法主要有 Logistic 回归分析、生存分析法（如 Cox 回归和寿命表分析法）、人工神经网络、多水平模型、线性混合模型及近年来兴起的 Joint 联合模型分析方法等。

> 　风险评估算法模型方法

Logistic 回归分析方法是疾病风险评估研究中应用最为广泛的一种统计建模方法。应用 Logistic 回归构建疾病预测模型的方法简单，通过 SPSS 、SAS 软件等常用统计工具均可实现。Logistic 回归模型对资料的要求也比较宽松，既可以是横断面分析资料，也可是大型纵向队列资料。模型的因变量一般是疾病发生和不发生概率之比的自然对数，比较容易获得未来一定时间发生某种疾病的概率；其自变量可以是连续变量，也可以是分类变量。现有的许多经典疾病风险评估模型，如 Framingham 冠心病风险评估模型、英国前瞻性糖尿病研究（UKPDS）、美国得克萨斯大学安德森癌症研究中心开发的肺癌风险评估模型等，均是采用 Logistic 回归分析方法构建的。Logistic 回归分析方法主要是通过 Logit 变换将非线性关系转换为线性关系。

Logistic 回归模型公式为 $\ln\left(\dfrac{P_i}{1-P_i}\right)=\alpha+\sum_{k=1}^{k}\beta_k X_{ki}$。其中 $P_i=P$ （$y_i=1|X_{1i}$, $X_{2i}, \dots, X_{ki}$）为自变量取值（$X_{1i}, X_{2i}, \dots, X_{ki}$）时时间的发生概率，$K$ 为自变量总个数。为表达方便，$\ln\left(\dfrac{P_i}{1-P_i}\right)$ 常用 $\log it$ （P）表示。

> 鼻咽癌（NPC）风险评估模型

在此次肿瘤疾病预测的应用中，医院方选取了鼻咽癌（NPC）这种广东地区的高发疾病作为研究对象，组建了一支医生团队，对广东某地区的居民展开了长达 8 年的跟踪随访。采集的信息包括患者基本信息、吸烟饮酒史、肿瘤家族史、临床表现、颈部检查情况、基线血清学检查情况（EB 病毒 VGA/IgA、EB 病毒 NA1/IgA）、鼻咽情况检查、镜下活检、病理诊断等信息。

根据相关医学文献研究，EB 病毒 VGA/IgA、EB 病毒 NA1/IgA 和鼻咽癌高度相关，两项指标联合检测对鼻咽癌的判断准确率高达 97%以上。有文献表明 VCA/IgA 抗体在鼻咽癌发生前 10~61 个月之前就可以检出，并且其抗体呈现阳性的人群患病概率是抗体为阴性人群的 111 倍，这就有利于我们早期发现鼻咽癌，并尽早采取干预措施，从而提高疾病治疗的有效性。

我们采用了 Logistic 回归模型对居民 8 年随访数据进行了计算，得到如下的回归公式：

$$\text{Log } it\ (P) = -3.934 + 4.797\ (\text{NA1/IgA}) + 2.203\ (\text{VGA/IgA})$$

进而利用公式 $P=-\text{EXP}$ （$\log_{it}P$）/（$1+\text{EXP}$ （$\log_{it}P$））计算出患者患鼻咽癌的风险值，并对患者患癌风险进行分级。

当 P 值大于或等于 0.98 时属于高危人群，当 P 值小于 0.98 大于或等于 0.65 时属于中危人群，P 值小于 0.65 时属于低风险人群。

我们借助这个风险评估模型，可以帮助体检中心、医院快速评估被检查者在未来几年的鼻咽癌患病风险，对于处于高危区的人群，采取进一步的干预措施，以降低患病概率，从而实现肿瘤的早期发现和早期治疗。

2）肿瘤疾病医疗费用分析

现有的医保费用结算模式是以医疗项目为基础的，由于诊疗项目和疾病之间的不确定性，同类疾病费用差异巨大，给医保结算带来了巨大挑战。

"诊断相关组（Diagnosis-related Groups，DRGs）"诞生于 20 世纪 60 年代末的美国。由于 20 世纪 80 年代应用于美国的"老人医疗保险（Medicare）"的支付制度改革，此后传入欧洲、澳洲及亚洲部分地区，在世界范围内广泛应用。中国的学者自 20 世纪 80 年代末开始关注 DRGs，随后进行过大规模的研究。DRGs 是以出院病历为依据，综合考虑了患者的主要诊断和主要诊疗方式，结合个体特征如年龄、并发症和伴随病，根据疾病的复杂程度和费用将相似的病例分到同一个组中。基于这样的分组，卫生管理部门就可以在 DRGs 系统的帮助下对不同的医疗机构进行较为客观的医疗服务绩效评价，而医疗保险部门也可以根据此分组进行医保付费的管理。分组方法可以采用典型的聚类以及分类方法。

近些年来，北京市卫生计生委集合了大量临床专家以及 IT 队伍，对 DRGs 展开了深入的研究，并在 2014/2015 年推出了 CN-DRGs 编码体系，用于对国内疾病实现分组编码，为医保部门的疾病费用结算提供了很好的参考。目前正在全国各地推广试用中。图 3-5 是 CN-DRGs 的一个诊断分组路径。关于 CN-DRGs 的详细介绍，本书不做详述。

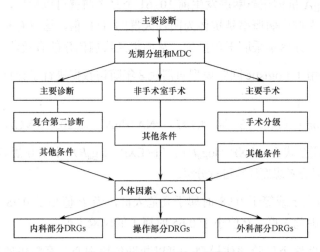

图 3-5　CN-DRGs 的分组路径

基于 CN-DRGs 编码体系的思想，我们针对肿瘤疾病医疗费用的分析是为了找到更好的计费模式，为医保部门提供肿瘤医疗费用结算建议方案。

我们尝试用现有的 CN-DRGs 对一些肿瘤数据进行了编码，以研究其对肿瘤费用的适用性。

首先，我们选取了鼻咽癌的数据作为分析对象，因为数据质量相对较好，数据较为完整。我们按照鼻咽癌 ICD10 的编码 C11.xxx 来抽取数据，数据主要包括了 DRGs 需要的主要字段，以及肿瘤 TNM 分期信息，另外，我们发现有很多患者是多次就诊，但是复诊时 ICD 编码定义为 Z15.xxx、Z18.xxx 等值，这是医院为了有效区分患者复诊采取的一种标记办法。因此我们把这些数据也纳入了采集范围。图 3-6 展示了现有 CN-DRGs 分组方法对鼻咽癌病例数据的分组分布情况。

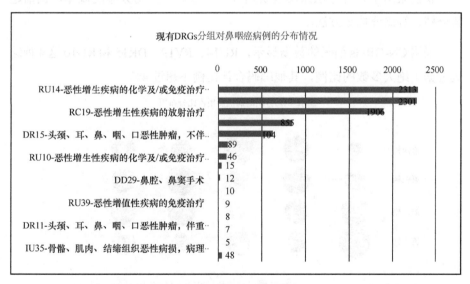

图 3-6　DRGs 分组编码情况

然后，我们对鼻咽癌做了初步的数据统计，以了解其费用相关信息。从图 3-7 可以看出，肿瘤诊疗费用均值为 3.9 万，中位数为 2 万，最高 44 万，最低 15 元。中位数和均值差距巨大，说明费用分布十分不均匀，费用分布偏态明显。

本次分析的鼻咽癌病例的费用分布如下，以花费1万~2万的病例数最多，占比为28.4%，费用中位数为20837元

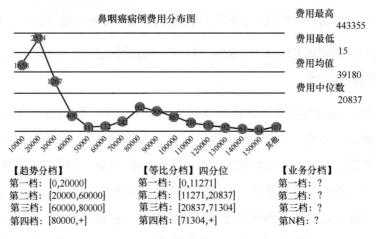

费用最高	443355
费用最低	15
费用均值	39180
费用中位数	20837

【趋势分档】
第一档：[0,20000]
第二档：[20000,60000]
第三档：[60000,80000]
第四档：[80000,+]

【等比分档】四分位
第一档：[0,11271]
第二档：[11271,20837]
第三档：[20837,71304]
第四档：[71304,+]

【业务分档】
第一档：？
第二档：？
第三档：？
第N档：？

图 3-7　鼻咽癌病例费用分布图

我们采用了几种方法来实现费用分档，以研究费用分布的规律，包括趋势分档、等比分档等方法。

采用CN-DRGs编码的数据显示，RU14、RV19、DR15和RU10这4种编码占据了绝大多数的比例，其他编码合计比例不超过4%。

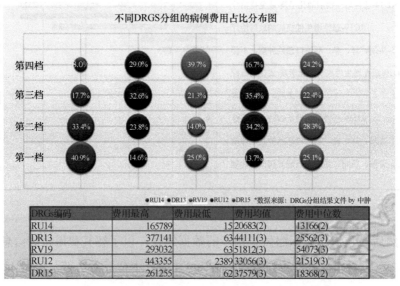

DRGs编码	费用最高	费用最低	费用均值	费用中位数
RU14	165789	15	20683(2)	13166(2)
DR13	377141	63	44111(3)	25562(3)
RV19	293032	63	51812(3)	54073(3)
RU12	443355	2389	33056(3)	21519(3)
DR15	261255	62	37579(3)	18368(2)

图 3-8　不同 DRGs 分组的病历费用占比分布图

从图 3-8 可以看出，对这几个分组，费用并没有实现同组费用相近，不

同组费用差异明显的目标。除了 RU12 的费用相对集中外，其他几组在四档费用上的分布较为均匀，没有达到分组目标，并且相互之间在费用区间上高度重叠。

以上数据分析说明，当前 CN-DRGs 编码对于肿瘤数据并不适用，需要进行优化。

我们和肿瘤医生沟通后，加入了 TNM 肿瘤分期指标，并纳入了更多的相关因素，期望发现和费用高度相关的重要因素，参见图 3-9。

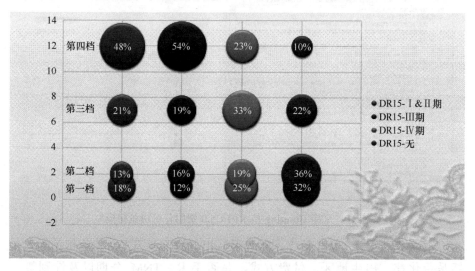

图 3-9　DR15 分组与 TNM 分期结合后对费用的区隔效果

从图 3-9 看出，加入 TNM 分期后，DR15 的费用集中度提升比较明显，DR15 一二期患者的费用大多数集中在第四档；DR15 三期大多数也集中在第四档。

此外，肿瘤疾病属于慢性病，其治疗模式不同于急性病治疗。一般患者存在 45 天和 89 天的集中治疗期，和后期的持续治疗，因此以集中治疗期作为主要费用目标较为合理。

我们在完成以上的数据探索后，考虑到肿瘤治疗费用相关因素较多，决定采用 C5.0 算法为 DRGs 费用分组建立决策树模型，以实现自动费用分组的目标。

C5.0 算法是由经典的 ID3 算法发展而来，是 C4.5 算法的升级版，专门针对大数据集做了优化，具有如下几个优点：

①在面对数据缺失和输入字段很多的时候显得非常稳定；

②模型很容易理解，模型输出的规则有十分直观的解释；

③采用强大的 Boosting 技术，可显著提高分类模型的精确度，如图 3-10 所示。

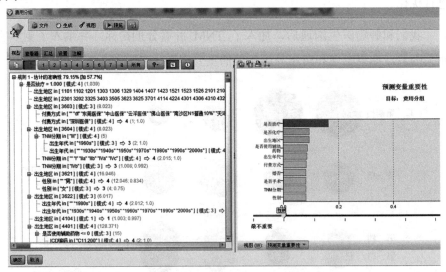

图 3-10　采用 Boosting 技术的 C5.0 费用分组决策树模型

经过模型分析，是否放疗是和费用最相关的重要因素，其他相关因素包括是否化疗、出生地区、付费方式、是否手术、TNM 分期以及性别等。Boosting 之后最优规则达到了 79% 的准确率，具体如图 3-11 所示。

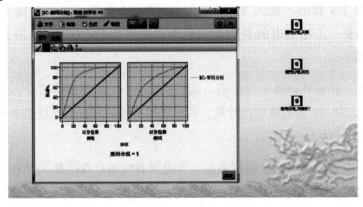

图 3-11　费用分组评估模型增益图

按照之前的计划，我们采用 7∶3 的比例来设置训练集和测试集，测试的情况表明，测试集前 20%的数据可以识别出 60%的用户，略低于训练集 70%的增益（具体如图 3-11 所示），但是已经满足要求。

针对此决策树模型，可以进行适当剪枝后，生成一个规则集，根据规则集可以定义一套面向肿瘤的 DRGs 编码系统，这个编码系统的优势在于，是在既有的 DRGs 模型上扩展而来，具有很好的兼容性，还能针对肿瘤疾病给出更优化的费用定价指导。

我们后续还会针对肿瘤费用做更多的研究，以进一步优化肿瘤费用研究，针对不同的肿瘤疾病给出优化的费用定价方案。

3）肿瘤疾病卫生经济学分析

卫生经济学分析一般分为最小成本分析、成本收益分析、成本效果分析以及成本效用分析。考虑到国内实际情况以及数据收集情况，我们重点考虑了成本效果分析以及成本效用分析，下面通过卫生经济学分析简要介绍这两种方法的概念，以及我们如何运用这些方法来评估肿瘤新疗法的效果。

➤ 卫生经济学分析

经济学评估研究的目的是评价治疗措施的成本和收获。经济评价分析并比较两个或多个治疗措施的成本和效果。例如，新的治疗措施可以和常用的治疗措施或者不采取治疗措施相比较。评价的结果可以表示为成本和效果的比值。

$$\frac{Cost(NEW) - Cost(OLD)}{Effect(NEW) - Effect(OLD)}$$

这个比值通常称为增量成本效果比（ICER）。

成本效果分析以及成本效用分析一般都使用这个公式。不同的是成本效果分析的效果值使用的是可以直接测量的自然单元，如延长存活时间、白细胞变化值、肿瘤尺寸变化值等。而成本效用分析采用的效果值是生命质量调整年（QALY）或失能调整生命年（DALY）。成本效果分析与成本效用分析两者的比较见表 3-1。

表 3-1　成本效果分析与成本效用分析比较

方法	成本	效果	评价问题
成本效果分析	货币	延长存活时间、白细胞变化值、肿瘤尺寸变化值等	比较同一目标的不同治疗方法
成本效用分析	货币	QALYs 或 DALYs	比较不同目标的治疗方法

（1）成本效果分析（Cost Effectiveness Analysis），成本效果分析表示的是治疗方法以自然属性衡量的效果，如白细胞变化值、肿瘤尺寸变化值，治疗措施的成本以货币单位来度量。成本效果分析旨在比较服务于同一对象时不同方法的相对有效性。分析的结果是一个反应新方法与旧方法的成本差别以及它们的效果差别的比值。因而，描述成本效果分析的研究必须包含治疗措施的成本以及效果，并将其与其他治疗措施的成本和效果相比较。成本效果分析是一个比较直接的考虑效果差异的经济评价方法。

成本效果分析的主要优点是采用可以直接测量的单位衡量效果，使得效果的比对很容易取得，因而相对简单，使用时也比较好理解。不足之处是不能对治疗措施的效率进行评估，而且一般只能评价单一效果，即便是治疗措施能在好几方面产生效果。

（2）成本效用分析（Cost–utility analysis），成本效用分析是成本效果分析的一种形式，它计算每效用单位的成本（效用单位与人的健康程度相关）。最常用的效用单位是生命质量调整年（QALY）和失能调整生命年（DALY）。成本效用分析的输出结果是治疗措施得到的表示 QALYs 或 DALYs 的数和治疗措施需要的成本的比值。和其他经济学分析一样，成本效用分析比较一种治疗措施和其他治疗措施的单位效用成本值。因此，描述成本效用分析的研究需要包含以货币单位表示的成本以及效用值，并且比较一种治疗措施的成本效用与其他方法的成本效用。成本效用分析可以用于得出最佳的治疗方法预算。因此成本效用分析比成本效果分析应用更为广泛。但是成本效用分析依然是成本效果分析的变种。与成本效果分析相比，成本效用分析最大的优点是可以用于评估复杂的效果。但是计算效用值时要比成本效果分析复杂。

➢ 卫生经济学分析步骤

卫生经济学分析的一般步骤分为六个阶段。

第一阶段为研究设计，主要包括选定分析的治疗措施、治疗人群、治疗病情，选定要采用的评价方法，定义成本数据及效果数据的时间跨度，选取数据并将数据分类。

第二阶段为效果评估阶段，如果采用成本效果分析，则需要选定效果单位，然后从数据中得到效果值。如果为成本效用分析，则需要选取病例数据，将数据分类，按类确定短期效果及长期效果。计算失能调整生命年，包括早逝年数以及失能年数。

第三阶段为成本评估阶段，收集在某类人群中通过选定的治疗措施治疗某种疾病的成本数据并计算成本。

第四阶段为计算增量成本效果比，按照一定的公式计算成本效果比值。

第五阶段为计算成本与效果折扣，进一步提高结果的准确性。

第六阶段为结果报告，报告成本信息、效果信息、不确定性信息以及增量成本效果比。

➢　　卫生经济学分析实践

参照合作单位研究成果以及研究数据，我们以鼻咽癌筛查为例，对用于鼻咽癌筛查的方案进行了卫生经济学分析评价，评价的方案有：①每年一次。②EB 血清阳性者每年一次，EB 血清阴性者 3 年一次。③两年一次。模拟筛查人群数量约为 10 万人，筛查时间跨度为筛查人群 30 岁到 59 岁共计 30 年[1]。筛查人群的鼻咽癌自然史分为健康、EB 病毒血清阳性、鼻咽癌临床前期、鼻咽癌临床期、鼻咽癌死亡以及其他死亡等 6 种状态。鼻咽癌的治疗费用包括两部分，筛出鼻咽癌的治疗费和未筛出鼻咽癌的治疗费。健康人群的效用值为 0.7。

筛查方案的成本效果评价采用检出率、成本、生命质量调整年（QLAY）以及增量成本效果比（ICER）。成本和效益指标均按 WHO 推荐的 3%贴现率折算到 2010 年水平。筛查方案的 ICER=（筛查成本-不筛查成本)/（筛查 QALY-不筛查 QALY）。按 2010 年人均国民生产总值 29 992 元计算，设定增量成本效果比 ICER 小于 3 倍的人均国民生产总值（89 976 元/QALY）时方案有效。

鼻咽癌筛查成本效果分析结果如表 3-2 所示，结果发现方案 1、2、3 的 ICER 分别为 92 428、57 114、59 861 元/QALY。方案 A 的 ICER>89 976 元/QALY，其余方案均小于 89 976 元/QALY。筛查方案 1 的卫生经济学效果不

---

[1] 数据为模拟数据，利用一部分真实数据采用 Markov 模型生成。

佳，方案 2 和方案 3 的筛查方案都是有效的。应用方案 2 的鼻咽癌筛查经济学效果最好。

表 3-2　鼻咽癌筛查方案卫生经济学分析

筛查方案	检出例数	未检出例数	死亡例数	贴现后费用	QALY（年）	ICER（元/QALY）
1	1191	266	681	172 226 816	23 079	92 428
2	1065	392	707	124 157 435	22 955	57 114
3	960	497	736	118 315 685	22 810	59 861
不筛查	0	1457	945	64 995 764		

4）肿瘤大数据统计分析

从我们的大数据实践来看，大数据分析一般应该包括以下几个部分：实验设计、数据收集、数理统计、数据分析（描述性分析）以及数据挖掘。这几个部分存在着先后顺序，符合人们认识事物的客观规律，符合人们了解事物由浅入深的过程。

因此我们在设计肿瘤大数据分析子系统时，就按照这个顺序和功能要求来帮助医生实现从提出问题，到探索问题，再到寻找规律，最后得出规律、总结结论。

➤　统计分析简介

对于临床医生及临床流行病医生来说，在进行数据分析前，一定要明确利用分析方法达到什么研究目的。一般来说，医学数据分析方法可分为描述与推断两类方法。一是统计描述，二是统计推断（inferential statistics）。除了传统的统计学方法外，采用数据挖掘技术进行临床数据分析也是一类重要的方法。

统计描述，即利用统计指标、统计图或统计表，对数据资料进行的最基本的统计分析，使其能反映数据资料的基本特征，有利于使研究者能准确、全面地了解数据资料所包含的信息，以便做出科学的推断。统计表如频数表、四格表、列联表等；统计图如直方图、饼图，散点图等；统计指标如均数、标准差、率及构成比等。

统计推断，即利用样本所提供的信息对总体进行推断（估计或比较），其中包括参数估计和假设检验，如可信区间、t 检验、方差分析、X^2 检验等，可用于分析两组药物的疗效是否不相同、不同地区某病的患病率有无差异等。

还有一些统计方法，既包含了统计描述也包含了统计推断的内容，如不同变量间的关系分析。相关分析，可用于研究某些因素间的相互联系，以相关系数来衡量各因素间相关的密切程度和方向，如高血脂与冠心病、慢性宫颈炎与宫颈癌等的相关分析；回归分析，可用于研究某个因素与另一因素（变量）的依存关系，即以一个变量去推测另一变量，如利用回归分析建立起来的回归方程，可由儿童的年龄推算其体重。

另外，数据挖掘技术也已经被广泛应用到临床实验数据分析中，例如决策树、随机森林、人工神经网络等被用于疾病预测，聚类、关联规则等被用于相似病例推荐等。

> **肿瘤大数据统计分析实践**

基于恶性肿瘤大数据分析平台，我们进行了恶性肠肿瘤与良性肠肿瘤多维差异分析。借助大数据分析平台发现恶性肠肿瘤和检验指标之间的关系，从而找到明显的检验指标证据，帮助医生确认患者是否患有恶性肠肿瘤疾病。因此，医生开始进行在线大数据分析相关工作。

（1）利用数据查询系统，从海量电子病历中查询住院患者的疾病名称为肠良性肿瘤的记录，共计 1 020 例，查询疾病名称为乙状结肠恶性肿瘤的记录，共计 4 829 例。肠良性肿瘤检索如图 3-12 所示。

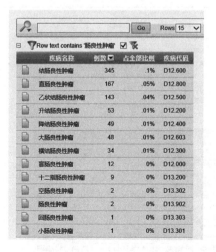

图 3-12　肠良性肿瘤检索

（2）我们分析该疾病的相关检验记录，共发现有 56.6 万条，对其进行因子权重分析，得到如图 3-13 所示结果。

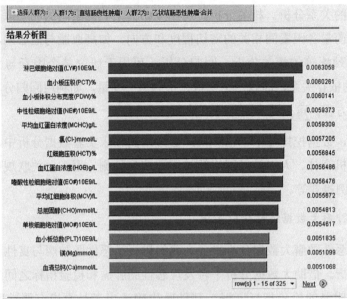

图 3-13　因子权重分析

（3）我们以乙状结肠恶性肿瘤作为病例组，以良性肠肿瘤作为对照组，对淋巴细胞绝对值这项指标进行方差分析，并对病例组该指标进行正态分布分析，如图 3-14 和图 3-15 所示。

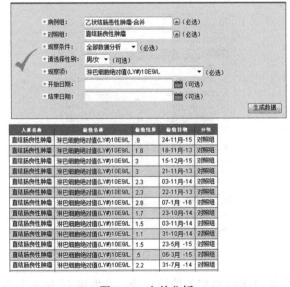

图 3-14　方差分析

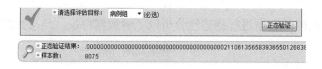

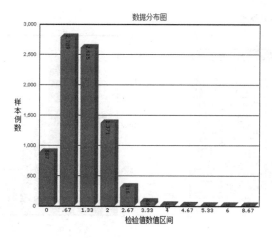

图 3-15　正态分布分析

（4）进行相关的数据统计检验，结果如图 3-16 和图 3-17 所示。

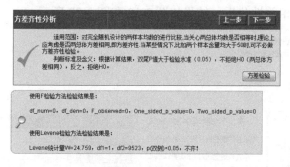

图 3-16　F 检验

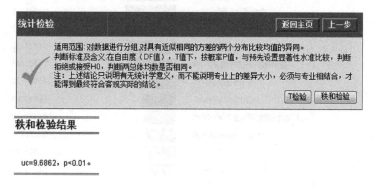

图 3-17　秩和检验

（5）对获得的数据进行描述性分析以了解数据特征，结果如图 3-18 所示。

频数分布直方图5

全部数据描述统计结果

中文名	英文名	统计量值
中位数	Median	1.4
变异系数	Cv	44.83%
均值	Mean	1.4562
方差	Variance	.4262
最大值	Max	3.65
最小值	Min	0
极差	Range	3.65
标准差	Stddev	.6528
百分之七十五位数	Quartile_75	1.9
百分之九十五位数	Quartile_95	2.6
百分之二十五位数	Quartile_25	1
百分之五位数	Quartile_05	.5

<u>下载列表</u>

1 - 12

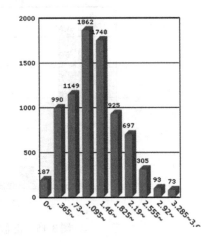

图 3-18 对检验指标的描述性分析

（6）进行相关性分析，结果如图 3-19 和图 3-20 所示。

研究检验：淋巴细胞绝对值(LY#)10E9/L
研究人群：乙状结肠恶性肿瘤-合并

结果分析图

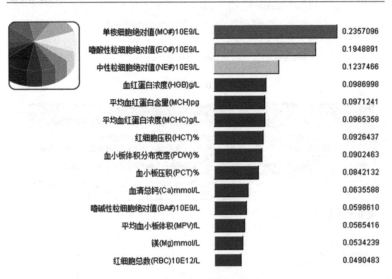

指标	权重
单核细胞绝对值(MO#)10E9/L	0.2357096
嗜酸性粒细胞绝对值(EO#)10E9/L	0.1948891
中性粒细胞绝对值(NE#)10E9/L	0.1237466
血红蛋白浓度(HGB)g/L	0.0986998
平均血红蛋白含量(MCH)pg	0.0971241
平均血红蛋白浓度(MCHC)g/L	0.0965358
红细胞压积(HCT)%	0.0926437
血小板体积分布宽度(PDW)%	0.0902463
血小板压积(PCT)%	0.0842132
血清总钙(Ca)mmol/L	0.0635588
嗜碱性粒细胞绝对值(BA#)10E9/L	0.0598610
平均血小板体积(MPV)fL	0.0565416
镁(Mg)mmol/L	0.0534239
红细胞总数(RBC)10E12/L	0.0490483

图 3-19 病例组多维相关权重分析

分析目标

研究检验：淋巴细胞绝对值(LY#)10E9/L
研究人群：直结肠良性肿瘤

结果分析图

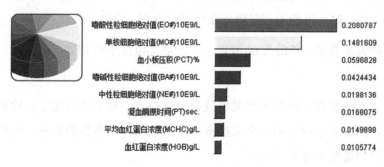

嗜酸性粒细胞绝对值(EO#)10E9/L	0.2080787
单核细胞绝对值(MO#)10E9/L	0.1481609
血小板压积(PCT)%	0.0596828
嗜碱性粒细胞绝对值(BA#)10E9/L	0.0424434
中性粒细胞绝对值(NE#)10E9/L	0.0198136
凝血酶原时间(PT)sec.	0.0168075
平均血红蛋白浓度(MCHC)g/L	0.0149898
血红蛋白浓度(HGB)g/L	0.0105774

图 3-20　对照组多维相关权重分析

通过对乙状结肠恶性肿瘤与直结肠良性肿瘤大样本的主动探索分析及统计分析，我们初步发现以下结论：

乙状结肠恶性肿瘤组与直结肠良性肿瘤组在血常规检验中，可能存在高维指标差异性。例如，两组在淋巴细胞绝对值 LY#上不仅有统计学差异，两组的相似度为 0.88，可能存在临床差异性，并且综合 27 个血常规指标的相似度也为 0.88，可能存在临床多维差异性。

后经两组分别多维相关权重分析（以淋巴细胞绝对值 LY#为目标变量为例），初步发现：两组血常规指标间可能存在弱相关或不相关性，也就是说，血常规指标间可能存在较强的独立性。

后续研究：利用多维独立的血常规指标，基于大样本临床数据建立和验证乙状结肠恶性肿瘤与直结肠良性肿瘤的分类模型，如发现并验证较精准的分类模型，可为乙状结肠恶性肿瘤与直结肠良性肿瘤的区分与诊断提供快速、简便、可靠的参考与提示。

5）病历检索和文本挖掘

我们从各医院采集的病历数据以结构化数据为主，但是其中也包含了大量的非结构化信息，例如病理报告、检查报告、病史等，有些电子病历系统交换的电子病历报告也是以文本方式提供的。

科研中首先筛选临床数据，仅仅靠检索数据库中的结构化字段是不够的，还需要从文本数据中获取关键信息，例如针对肿瘤患者的病情查询，除了获知患者的基本信息、检查检验信息、诊断信息外，还可能需要知道肿瘤的部位、尺寸、形状等信息，这些信息通常以文本方式存储在病历报告字段中。医生查询时，可能希望对以下条件进行查询，条件示例：

诊断为鼻咽癌，年龄为60岁以上，肿瘤部位位于××位置，肿瘤尺寸小于2 cm×2 cm。

对于上述条件，我们需要采用复合检索技术，对于结构化字段检索出所需记录，从文本字段中利用全文检索技术检索出符合条件的记录，再组合在一起，得到最终需要的记录。

因此，第一步，我们首先基于开源技术组件建立针对以上文本字段的索引，并建立相关临床术语库，包括 ICD10 诊断代码、药品字典、临床症状描述等，以实现更加精准的检索。从实际的效果来看，对亿条记录规模的检索速度在秒级，查准率也很高，支持多关键字查询，借助术语库，可以实现词语的精准匹配。

但是对于查询文本字段中类似肿瘤尺寸＞xx cm，或者 xx 长度＜xx cm 等条件，以及文本中对象之间的关系查询时，全文检索就无能为力了。这就需要我们下面谈到的语义检索来支持。

下面我们举一个例子来说明语义检索的特点。

数据库中有如表 3-3 的疾病诊断表。

表 3-3　数据库中的疾病诊断表

Patient ID	疾病诊断
10001	结肠交搭跨越恶性肿瘤的损害
10002	肛管恶性肿瘤

我们希望查询所有诊断为"结肠恶性肿瘤"的病例以做后续研究。但是上表中患者 ID 为 10001 的记录中，疾病诊断为"结肠交搭跨越恶性肿瘤的损害"。因此，当我们用如下命令查询访问数据库时，将不会得到查询结果：

SELECT id, diagnosis

FROM patients

WHERE diagnosis = '结肠恶性肿瘤';

接下来，我们构造一个简单的结肠恶性肿瘤相关的语义模型，其检索框架如图 3-21 所示。

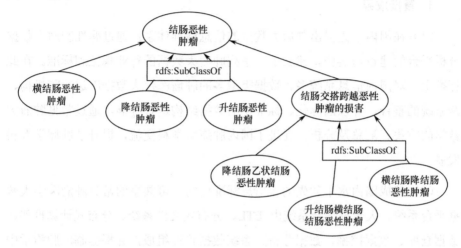

图 3-21 基于本体的语义检索框架

我们用新的本体辅助的语义查询（semantic query）就可以得到希望的结果：

SELECT id, diagnosis

FROM patients

WHERE diagnosis IN （

    SELECT ?diagnosis

WHERE {?diagnosis rdfs:subClassOf ns:结肠恶性肿瘤.}

    ）；

我们对于全文检索与语义检索的检索结果，提供了人工二次筛选的功能，从而让用户既轻松地找到自己需要的病历，又方便地筛除不合适数据，体现了医疗数据检索的严谨性。

因此可以得出以下结论：我们针对肿瘤临床医学的相关知识建立了语义

知识库，并探索基于语义的搜索，从实际的效果来看，可以较好地满足科研查询要求，能够让医生更快，更容易地找到符合条件的病历。

3.1.4　应用效果

1. 直接成果

（1）在国内率先提出肿瘤大数据的信息标准体系：通过恶性肿瘤大数据分析平台的建设与实施，建立了一系列肿瘤大数据的行业规范和标准。在此标准上，对国内信息系统多、数据类型多的肿瘤医疗大数据库进行跨机构、跨系统的整合，并以国际化、标准化的数据结构进行存储。通过常见肿瘤大数据的收集、汇总及分析，促进了国内肿瘤学学科交流，提升了肿瘤学专科发展。

（2）建成国内水平领先的、信息标准化的、可共享的常见肿瘤医学大数据平台系统。大数据平台系统由 ETL、分布式文件系统、分布式计算框架、数据仓库、数据挖掘、数据分析、系统数据管理组成，并根据临床肿瘤学中诊疗的需求及卫生管理的需要建立支撑系统，开发关联数据挖掘软件，建立一个适应海量数据存储、访问、处理的分布式系统。

本系统支持 10 种以上恶性肿瘤疾病的分析，覆盖 50 万以上的人群，支持结构化以及非结构化数据的存储和分析。

（3）国内率先将深度数据挖掘技术及机器学习技术引入大数据平台，建立包括常见恶性肿瘤疾病风险预测模型、临床诊疗分析模型等多种应用模型。这些系列模型的建立，有助于探索肿瘤疾病危险因素，提高常见肿瘤的预防水平，提高肿瘤诊治水平，促进个性化治疗发展，降低肿瘤诊治费用，提高医疗安全，促进肿瘤学临床试验开展，提高科研水平，提高人民群众健康水平。

2. 社会价值

（1）建立常见恶性肿瘤疾病风险预测模型，实时更新人群的肿瘤风险状况，筛选肿瘤易感人群，提高人民群众健康水平。

（2）提高常见肿瘤诊治水平，促进个性化治疗发展。构建临床诊疗分析模型后将患者资料与医学知识库进行对接，识别并评估两者的关联，给临床医生提供最佳的诊疗路径。

（3）分析患者疾病、费用和疗效数据，确定临床上最有效和最具有成本效益的治疗方法，减少住院天数，降低诊疗费用，减轻肿瘤治疗的副作用，防止过度治疗及治疗不足，提高医疗安全。

（4）建立常见肿瘤的生物医学大数据库，应用生物医学大数据库进行转化医学及临床研究，促进肿瘤的治疗新靶点药物的开发和临床应用。

3.2 药物应用大数据分析

在美国、欧洲、日本等医疗信息化发达地区和国家，医疗信息化行业经历了电子病历普及、信息集成和数据分析三个阶段。到 2015 年，基于电子病历的临床大数据基础建设已经完成，临床数据记录了病人的主诉信息、检查检验结果、诊断信息、服用药物信息以及不良反应信息等重要医疗信息，管理人员和研究人员通过对临床数据的分析能够发现与医疗质量、医疗安全和药物疗效相关的重要证据，从而提高公共医疗的质量和效率，加强医疗安全，促进新治疗方法和药物的研发。因此，医疗数据分析服务成为行业发展的方向。根据美国 2016 年 HIT 行业 100 强公司排名（The 2016 Healcare Informatics 100）来看，营业额最大的 HIT 公司是数据公司 Optum。得州大学健康科学中心 UTHealth，已经在健康医疗大数据分析方面的很多领域开展了研究与应用。在药物应用效果比较方面，徐华教授团队负责的"二型糖尿病药物新功能"项目，利用大数据分析，发现二甲双胍具有一定的抗癌作用。项目针对 620 万丹麦全国病历数据进行分析，发现了二型糖尿病的疾病发展轨迹。得州大学建立了一个慢性病群体健康管理系统，实现了对病人人口密度的分析，通过大数据分析发现，排名前 20 名的慢性病当中，有 36% 的病人群体有心血管疾病，19% 的病人群体有糖尿病。在精准医疗方面，德州大学休斯敦精准医学中心，赵忠明博士团队在群体遗传组学、癌症精准医疗、转换生物信息学、精神病遗传组学和临床试验等方面开展了深入的研究和实践，其中基因突变对黑色素瘤药物敏感性关系通过大数据分析得到了科学的验证。

本章介绍药物重定向、药品不良反应监测两个经典的临床大数据在药物领域的应用，以及基于开放性临床数据联盟（The Observational Health Data Sciences and Informatics － OHDSI）网络的大规模临床诊疗路径分析。

3.2.1　"二甲双胍减少癌症病人死亡率"的药物重定向大数据分析

1. 研究背景

药物重定向[16]是一种针对已投入临床使用的药物，发现其新治疗作用的研究方法。药物作用于人体是一系列复杂的药理和代谢过程，现代制药过程并未发现已有药物的所有治疗的可能性，有很多已经投入临床使用的药物，后续被逐渐发现对其他疾病也有治疗或缓解的作用。这一发现已有药物的其他治疗作用的过程，开始只是一种完全随机的偶然事件。最近几十年来，随着大量基因数据、药物化学结构数据、小分子结构数据以及电子病历数据的迅速积累，科研人员逐渐扩大了对药物治疗过程的理解，从而发现了一系列药物重定向的系统化研究方法[17]。另一方面，传统制药方式的开发成本变得越来越高，开发周期也不断增加，药物研发的成功率却在降低。[18]在美国，平均一种新药的研发成本经常高达几十亿美元，研发周期长达 9 到 12 年。因此，研究人员逐渐开始转向从已经投入临床使用的药物中找到新的治疗作用[19]。2013 年发布的相关研究统计[20]，通过药物重定向研究发现的新药，已经达到了全年注册新药的 20%。

使用电子病历数据验证二甲双胍减少癌症病人的死亡率[21]：二甲双胍是一种用于治疗二型糖尿病的常用药物。近期一系列的证据表明，二甲双胍很有可能可以提高癌症病人的存活概率，降低癌症发病率。在本案例中，我们尝试使用电子病历数据，寻找二甲双胍对于癌症的重定向信号。

2. 设计思想与总体框架

已有药物的新作用，可以通过多种生物医学数据，使用不同的策略去发现。基因信息、药物化学结构信息、药物相互作用信息和病人表型信息，都可以用于药物重定向研究。基于电子病历数据的药物重定向研究逐渐流行[22]，电子病历数据也逐渐成为发现已有药物新作用的重要资源[23][24]。基于多种数据资源，研究人员提出了多种药物重定向方法。其中，很多是基于计算的方法，例如基于机器学习模型的方法，一个用于预测癌细胞对药物的反应的机器学习模型[25]，该模型结合了一个前向神经网络和一个基于随机森林的回归分析模型。其他经典的机器学习模型，如支持向量机模型等[26]，也被用于药物重定向研究。此外，其他基于计算的方法，如网络分析[27]、文本挖掘和语义分析[28][29]等，都可以应用于药物重定向研究。这里，我们介绍一个基于电子病历数据的药物重定向研究案例。

3. 数据建模与创新

本案例使用从 1995 年到 2010 年范德堡大学医学中心以及梅奥诊所的电子病历数据进行了回顾性队列分析。通过关联肿瘤数据库和电子病历数据库，创建了一个年龄在 18 岁以上的癌症病人队列。该队列排除了在肿瘤确诊前曾经患有心衰、慢性肾病的病人。该案例对比了 4 组不同的病人组：1）二型糖尿病病人，曾经服用过二甲双胍或其他二型糖尿病药物；2）二型糖尿病病人，从未服用过二甲双胍，但服用过其他二型糖尿病药物；3）二型糖尿病病人，只服用胰岛素类药物；4）从未服用过糖尿病类药物且未患有糖尿病的病人。使用 Cox 比例风险回归模型对病人队列进行生存分析。

4. 应用实现与效果分析

二甲双胍有助于提高癌症病人的存活率。其中，二甲双胍对肺癌和前列腺癌的作用在梅奥诊所的数据上得到了验证；二甲双胍对乳腺癌的作用和直肠结肠癌在范德堡大学和梅奥诊所两个机构的数据上都得到了验证。

3.2.2 "比格列酮使用与膀胱癌关联分析"的药物不良反应大数据分析

1. 应用背景

药物不良反应监测[30]是药物流行病学的一种，通过监测药物投放市场后的临床副作用，进行关联性研究。比格列酮使用与膀胱癌的关联分析[31]：比格列酮是在世界范围内广泛使用的噻唑烷二酮（Thiazolidinedione）类药物，约有 26%的二型糖尿病病人使用该药物。目前，对于比格列酮和癌症的关联还存在争议。

本研究案例使用临床电子病历数据分析比格列酮治疗二型糖尿病与膀胱癌的关联。

2. 设计思想与总体框架

已有研究探索了使用机器学习模型，利用药物的化学结构和相关的基因和蛋白信息预测药物的不良反应[32]。基于临床数据的不良反应监测需要把病历数据中的药物治疗信息和不良药物反应提取出来，进行关联分析。从而产生各种概率的分布，为药物安全性专家筛查和进一步分析提供线索。

药物不良反应监测研究，通常将研究样本分成研究组和对照组，进行关联性分析可以获得 70%～80% 的已知药物不良性反应。虽然准确率仍然有待提高，且该项研究成果也没有真正进入应用阶段，但是这种基于整合临床数据和用药数据的大数据分析方法，成本低、速度快，代表了未来对药物不良反应监测的研究趋势。

3. 数据建模与创新

本案例使用了凯撒健康医疗的电子病历数据。病人队列使用了凯撒的糖尿病数据库。糖尿病案例综合使用了诊断信息、用药记录和临床检验数据；吸烟状况使用病人的电子病历数据进行抽取。其他变量包括：其他二型糖尿病类药物是否使用他汀类药物（statins）、血管紧张肽转化酶抑制剂类药物、血管紧张素受体阻断剂、治疗泌尿感染类药物，以及与膀胱相关类疾病。使用嵌入型病例对照方法，以及 Cox 比例风险回归模型计算比格列酮的使用与癌症发生的相对风险。对照组是从未使用过比格列酮药物的病人。

4. 应用实现与效果分析

相对于对照组病人，使用比格列酮的病人发生膀胱癌的相对风险为 1.18（95% CI, 0.78～1.80）。比格列酮的使用与膀胱癌的发生，没有显著的风险差异。

3.2.3　基于 OHDSI 网络的大规模临床诊疗路径分析

1. 应用背景

开放性临床数据联盟——OHDSI（ohdsi.org），是一个由学术界主导的、开放性的、跨学科的临床大数据应用协会。OHDSI 的目标是通过医疗大数据分析提升医疗数据的价值[33]。通过多年的努力，OHDSI 已经建立了一个国际性的由全世界研究人员组成的研究网络和一个国际性的数据联盟，其协调中心位于美国哥伦比亚大学。OHDSI 协会由来自学术界、企业界、医疗机构的人士以及政策制定者等不同背景的人员组成。目前，已有来自全世界超过 90 个机构加入，致力于建立一个超过 10 亿的病人数据库进行更准确的医疗大数据研究。OHDSI 协会通过一系列努力建立了"通用数据模型"[34]，开发提供临床数据分析软件、统计分析软件，探索多种临床大数据研究问题，并不断地推广。

通用数据模型：如何在跨机构的临床大数据研究中共享数据，一直是困扰临床大数据研究的根本性问题。对于协作式、大规模的临床大数据分析，数据的共享是至关重要的前提。各机构数据采集的目的各异，数据存储的格式也差别很大。例如，对于疾病诊断的描述，有的机构使用 ICD 9 或者 ICD 10 编码，而其他机构却使用 SNOMED 编码。OHDSI 提出了"通用数据模型"以标准化来自不同机构的医疗数据。使用标准化的医疗术语库来标准化自己的数据，使得采用 OHDSI "通用数据模型"的各个机构的数据有了统一的数据结构和统一的医学术语表示，从而可以进行跨机构的大规模医疗数据分析。

临床数据分析软件：临床大数据研究，通常需要一系列复杂过程进行病人队列筛选、分析变量抽取、数据质量分析和统计模型分析。OHDSI 协会开发了一系列软件来支持临床科研中常用的各种流程。例如，ACHILLES（Automated Characterization of Health Information at Large-scale Longitudinal Exploration System）是一个基于网页的医疗数据可视化工具，可以在使用"通用数据模型"的数据库进行统计摘要分析以及必要的可视化显示，方便科研人员对整个临床医疗数据库进行浏览。HERMES （Health Entity Relationship and Metadata Exploration System）是一个可以对标准医疗术语进行管理和浏览的工具。ATLAS 是一个集成了其他多个应用功能的统一的临床数据分析平台。科研人员可以方便地在 ATLAS 上进行医疗术语浏览，定义概念集合以及筛选病人队列。在统计分析方面，OHDSI 开发了 Cohort Method 和 Cyclops 来方便研究人员对病人队列进行变量抽取、分析和统计模型的训练。

临床研究：OHDSI 研究网络的目标是降低进行大规模跨机构临床研究的

难度，得到更高质量的研究结果。临床数据拥有机构可以在"通用数据模型"标准化的数据结构上运行其他研究人员开发的工具和算法。OHDSI 在多个研究方向证明了基于"通用数据模型"的数据共享参与临床大数据分析的可行性。目前，OHDSI 涉及了药物不良反应监测[35][36]、比较效果研究[37]、个性化风险预测[38]以及医疗质量提高等多个临床大数据研究方向。

2. 设计思想与总体框架

基于 OHDSI 网络的大规模临床诊疗路径分析[39]案例来自 4 个国家的 11 个不同数据源的 OHDSI 数据网络，分析二型糖尿病、高血压和抑郁症的临床诊疗路径，研究的目的是发现不同地区、不同数据源对三种常见慢性病治疗的共性和差异。

3. 数据建模与创新

来自 11 个不同数据源超过 2.5 亿的病人记录参与了大规模临床诊疗路径分析人研究。11 个数据维护机构使用"通用数据模型"对数据进行了标准化。研究组织者制定了详细的研究方案，开发了基于通用数据模型的标准化程序，通过 OHDSI 研究网络分发到各个参与研究的机构。数据查询和分析在各个参与节点本地完成，结果相关的统计信息最后汇总到研究发起节点，进行汇总分析。临床诊疗路径定义为病人服用治疗药物的先后顺序。病人队列定义为第一次被诊断为三种慢性病，包括二型糖尿病、高血压和抑郁症，至少有 3 年以上的治疗数据。病人的用药顺序包含了病人更改或增加治疗药物的详细信息。

4. 应用实现与效果分析

对于二型糖尿病的治疗，二甲双胍在不同地区都是首选治疗药物（75%）。对于高血压，双氢克尿噻（hydrochlorothiazide）以微弱的优势被选为第一次治疗用药，赖诺普利（Lisinopril）则是最常用的单一药物疗法。对于抑郁症的治疗，目前还没有较为统一的首选方案。

3.3 疾病辅助诊断分析

3.3.1 应用背景

我们正处于一个医疗数据和医学资讯产生的数量及速度剧烈增加的时代。生活中，医疗信息无处不在，从医疗记录到临床研究，它们非常零碎，不断增加，且无法分享。随着电子病历、数字化诊断、可穿戴式医疗设备的介入，平均每个人在一生中要留下超过 1PB（10^{15}B）的健康相关数据——这相当于约 3 亿本书的信息量。尽管当前全球医疗创新技术飞速发展，但是只有 20%的健康数据被开发利用起来，而剩余的 80%由于是非结构化数据，无法被计算机处理而一直处于沉睡状态。

与此同时，与肿瘤、癌症治疗相关的指南、药物、方案等文献、论文、临床医学证据的知识体量巨大，更新速度非常快。仅在 2015 年，就有超过四万篇与癌症治疗相关的文献在全球发布。据统计，如果一个肿瘤科医生要跟进所有与肿瘤学相关的期刊，则每天要花 29 小时不停地翻阅。为此肿瘤医生迫切需要一个便捷、高效、可靠的辅助工具，以最快的速度来处理海量信息，提取出相关内容，作为最终决策的依据。这就需要一个对知识与信息前置处理和筛选的过程，作为 21 世纪三大尖端科技之一的人工智能，无疑是实现这个场景的最为可能与现实的解决方案。

在这种情况下，为了让患者有一个好的治疗结果，纪念斯隆—凯特琳癌症中心就开始寻找一种可以将这些医学研究进展利用起来的方法，因此早在 2012 年纪念斯隆—凯特琳癌症中心就与 IBM Watson 达成了合作，共同训练 IBM Watson for Oncology（IBM Watson 肿瘤解决方案）。

3.3.2　设计思想与总体框架

1. 基于认知计算科技

Watson 是 1997 年战胜国际象棋冠军的超级电脑 IBM"深蓝"的后裔。2006 年 Watson 开始被研发用于"无限制问题"和"模糊观点"的解答，并于 2011 年参加"危险边缘"（Jeopardy 智力竞赛）取得冠军，因为奖金数超过人类对手总和而名噪一时。

IBM Watson 是认知计算系统的杰出代表。认知计算源自模拟人脑的计算系统的人工智能，目的是让计算机像人一样思考。传统的计算技术是定量的，并着重于精度和序列等级，而认知计算则试图解决生物系统中的不精确、不确定和部分真实的问题，以实现不同程度的感知、记忆、学习、语言、思维和问题解决等过程。

IBM Watson 认知计算系统具有四大能力：

> Understanding（理解）：Watson 具有强大的理解能力。通过自然语言理解（Natural language understanding）技术，和卓越处理结构化与非结构化数据的能力，在众多行业能够与用户进行交互，并理解和应对用户的问题。

> Reasoning（推理）：它有智能的逻辑思考能力，Watson 通过假设生成（Hypothesis generation），能够透过数据揭示洞察模式和关系。将散落在各处的知识片段连接起来，进行推理、分析、对比、归纳、总结和论证，获取深入的洞察以及决策的证据。

> Learning（学习）：它有优秀的学习能力。Watson 通过以证据为基础的学习能力（Evidence based learning），能够从大数据中快速提取关键信息，像人类一样进行学习和认知。

> Interacting（交流）：可以通过专家训练，并在交互中通过经验学习来获取反馈，优化模型,不断进步。

Watson 认知计算科技与传统大数据技术的区别在于：传统大数据技术可以对数据进行分析并获取洞察力（例如预测），而 Watson 可以进一步将其转换为知识和灵感，帮助人类专家制定更多更好的明智决策。

IBM 在开发 Watson 认知计算系统的时候，并不是为了取代人类，而是作为人类的一个辅助工具。人类擅长直觉判断、两难困境、道德、同情、想象、做梦、抽象和概括，认知计算系统擅长学习自然语言、模式识别、找到知识、不间断学习、没有偏见、不会忘记。Watson 认知计算系统可以成为人类的知识伙伴，解决人脑所不擅长解决的一些问题，是人类能力的扩展和延伸。

2. 工作原理

IBM Watson 认知计算系统是具备规模化学习、根据目标推理以及与人类自然互动能力的系统。当 Watson 要为特定领域工作时，它会学习其相关的语言、术语以及该领域的动态思想。以癌症为例，世界上有很多癌症种类，每一种癌症都有其不同的症状和治疗方法，这些症状也有可能是除癌症之外的其他病症引起的，同时治疗也会产生副作用，因此会因为多种因素给人们带来不同的影响。Watson 在评估大量的护理病例并学习该领域内最领先的科学文献之后，会为医生甄选出针对患者的最佳治疗方案。

Watson 的主要包括以下四个方面。

➢ 建立知识全集库

通过人类专家的指导，Watson 会收集所需的知识以建立在某一特定领域内的专业素养，我们称之为知识全集库。建立全集库，首先要向 Watson 中储存相关的文献著作，然后需要进行内容管理，即人为审查信息并从中剔除过时的、参考价值低或者与目标领域无关的信息。截止到目前，IBM Watson for Oncology 已汲取了海量的信息，其中包括 300 多份医学期刊，200 余种教科书以及近 1 000 万页的文字，并吸收了美国国立综合癌症网络（NCCN）发布的临床指南。

➢ 摄取

Watson 会对这些数据进行预处理，建立指标和其他相关数据，使内容能够更加有效地发挥其作用。在摄取过程中，Watson 会创建图形来更为精确地回答问题。

➢ 机器学习

Watson 需要学习如何诠释这些信息来得到最佳答案甚至发现某种规律。需要建立问题与答案之间的联系，专家会将相关培训数据上传至 Watson 系统。这些数据并不能够为 Watson 提供所收到的每一个问题的明确答案，但却可以教授该领域内语言模式的意义。

➢ 互动学习

专家会定期对 Watson 和用户之间的互动进行检查并向系统提交反馈，从而帮助 Watson 更好地诠释信息。同样，当新的信息出现时，Watson 也会进行更新，从而在任一给定的领域内不断对其拥有的知识和语义诠释进行适应。

Watson 可以对高度复杂的情况做出应答。同时还能快速提供一系列可举证的可能应对的方案和建议。此外，它还可以在信息中发现并提供新的洞见或解锁方式。从冶金学家寻找新的合金，到研究人员力图开发更有效的药物，人类专家正在使用 Watson 发现新的可能性，利用数据做出更好的循证决策。

在所有不同的应用中，Watson 也遵循了一个普遍的方法。在确认问题时依靠核心的 IBMDeepQA 技术来生成假设。之后，Watson 会寻找证据来支持并补充这一假设。它会根据统计模型为每条证据的每一段进行评分，这被称为举证评分。Watson 使用数以百计的算法来搜索问题的候选答案，并对每个答案进行评估打分，同时为每个候选答案收集其他支持材料，并使用复杂的自然语言处理技术深度评估搜集到的相关材料。当越来越多的算法运算的结果聚焦到某一个答案时，这个答案的可信度就会越高。Watson 会衡量每个候选答案的支持证据，来确认最佳的选择及其可信度。当这个答案的可信度达到一定的水平时，Watson 就会将它作为最佳答案呈现出来。

3. 总体框架

IBM Watson for Oncology 基于 Watson 这种拥有处理大量数据和自然语言的识别能力，以及超凡的认知计算能力的系统来提高癌症的研究水平和治疗效率。通过分析大量的数据，包括医学文献、病人健康记录和临床试验信息等，不断完善现有临床文献和其他医疗信息，从而为癌症病人提供私人定制的、以症状为依据的治疗建议，为医生提供辅助诊断功能。

2011 年，Watson 参加"危险边缘"（Jeopardy 智力竞赛）取得冠军后，引起了 Memorial Sloan—Kettering Cancer Center（纪念斯隆—凯特琳癌症中心）（简称 MSKCC）的关注。双方合作仅一年，IBM Watson 就取得了美国医师执业资格。此后，IBM 继续联合 MSKCC 基于 NCCN 癌症治疗指南和其在美国 100 多年的癌症临床治疗实践经验来训练 Watson。伴随 IBM 神经元芯片的商用进程，IBM Watson for Oncology 成为 IBM Watson Health 首批商用项目之一。和 MSKCC 的顶级专家组所给出的治疗方案相比，IBM Watson for Oncology 已经达到了 90%的符合度。IBM Watson 家族组成如图 3-22 所示。

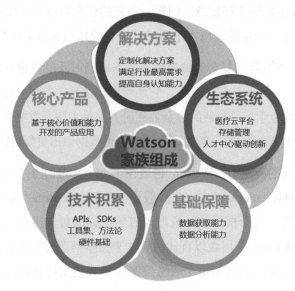

图 3-22　IBM Watson 家族组成

IBM Watson for Oncology 具有以下特点：

➢ 前沿性：和基因工程、纳米技术一样，Watson 代表了前沿科技和未来方向。同时，由于其强大的学习与记忆能力，能够不间断地获取与吸收最前沿的肿瘤医疗知识。

➢ 规范性：Watson 经过严格规范的训练，所掌握的肿瘤医疗文献知识和肿瘤病例信息，其数据符合多中心、大样本、前瞻性和随机对照的特性。方案的建议符合临床指南和专家共识。

➢ 个体化：Watson 会对肿瘤分期、体力状况、脏器功能、基因检测、既往治疗等进行评估，提供个性化的肿瘤诊疗方案建议。

➢ 精准性：Watson 基于循证医学证据的类别高低，对所给方案的建议
也有不同分类或排序，对于药物的不良反应有详细的提示，对放化
疗的周期、序贯有细节建议，对一些被证实无效或有反作用的方案
也会给出提示。

3.3.3　应用实践及效果分析

对于临床肿瘤医生来说，为病人提供高效、精准的癌症治疗决策不仅需
要了解先进的最佳治疗方案实践，还需要不断地对庞大且复杂的肿瘤研究资
料进行深度的研究和分析，而最大的挑战是每天以秒速递增的海量数据，这
其中包括80%的非结构化数据。IBM Watson for Oncology 可以在 17 秒内阅读
3 469 本医学专著、248 000 篇论文、69 种治疗方案、61 540 次实验数据、
106 000 份临床报告，根据医生输入的病人指标信息，在数秒钟内提出优选的
个性化治疗方案（输入 IBM Watson 的数据均不涉及患者个人隐私），并为每
一个方案提供详尽的临床医学证据支持。

IBM Watson for Oncology 在 2014 年后逐渐成为 MSKCC 和 M.D.
Anderson Cancer Center（M.D.安德森癌症中心）的重要辅助医疗工具。在
MSKCC，IBM Watson for Oncology 成为培训年轻医生的重要辅助工具。在
MD Anderson，IBM Watson for Oncology 则成为向医生提供智能治疗方案建
议的辅助工具。

IBM Watson for Oncology 辅助诊断的步骤：第一步，需要为 Watson 加载
病人的病历信息，包括对个体做出适当分析以确定个性化治疗可选方案的数
据、个体的基因突变信息以及可以提高治疗可选方案个性化的数据；第二
步，Watson 使用 NLP 来读取数据与信息，并依次将特性归类；第三步，
Watson 给出推荐的治疗方案列表，并提供每个治疗方案的细节，同时也可以
通过变化关键属性，让 Watson 给出不同的方案建议。

下面，我们就通过一个案例为读者展现 Watson 是如何辅助医生进行个
性化诊断的。

当纪念斯隆—凯特琳癌症中心的医生把一个年轻肺癌患者的初步诊断数

据提交给 Watson，Watson 看了之后，推荐患者做个分子诊断，因为患者体内可能存在基因突变，这些突变会影响治疗方案的选择。当我们把患者的分子鉴定结果给 Watson 之后，它发现患者体内的表皮生长因子受体（EGFR）基因上有突变位点。针对这种现象，目前医学界推荐的做法是使用药物厄洛替尼进行治疗。但最近一篇文章指出，在所有表皮生长因子受体基因出现的突变中，有一种情况药物厄洛替尼对它没有作用。凑巧的是，这种罕见的现象就出现在这个病例中。在全世界范围内，最多也只有 10 位医生知道这项新研究。但是，Watson 不仅仅读过这项新的研究论文，它还能将病人的病情和这些新研究结合在一起，给医生的治疗提供正确的建议。由此可见，Watson 能够基于所学习的海量医学知识分辨出非常细微的差异，并且能够迅速推荐基于临床医学证据的个性化治疗方案。

基于上述的介绍，我们可以看到 IBM Watson for Oncology 主要提供的价值包括：

（1）迅速获取最前沿的专业资讯；

（2）降低误诊风险；

（3）提供循证支持；

目前 Watson 已在癌症领域出色地工作，IBM Watson for Oncology 能够为十几种常见的实体和血液癌，如结肠癌、前列腺癌、膀胱癌、卵巢癌、子宫颈癌、胰脏癌、肾癌、肝癌和子宫癌，以及黑色素瘤和淋巴瘤等提供医疗建议，能够向美国、中国、印度、泰国等国家和地区的 2 亿病人提供诊断和治疗。

在中国，IBM 与杭州认知合作，帮助全国 21 家医院引入 IBM Watson for Oncology，帮助医生根据每位患者的需要制定个性化治疗方案；在日本东京大学医学院，Waston 曾经仅花了 10 分钟时间，在阅读和分析了 2 000 万份医学文献、论文和病例的基础上，诊断出一名 60 多岁女性患有一种罕见的白血病，其致病原因是存在一个活性基因突变，Waston 据此提出了个性化的诊疗方案，并帮助医生采用新的方案，让患者重返健康；在泰国的康民国际医院（Bumrungrad International Hospital），有了 Watson 云计算的支持，便可以轻松与纪念斯隆—凯特琳癌症中心互帮互助、共享癌症诊断信息，有利于提高该医院的癌症诊断水平。

但值得注意的是，IBM Watson for Oncology 并不对病人做诊断，只是为肿瘤医生提供基于临床医学证据的个性化治疗方案建议，因此，不能代替肿瘤医生的专业判断。

第4章　精细化运营大数据应用实践

> ➤ 应用背景
> ➤ 成本核算体系与方法
> ➤ 设计思想与总体框架
> ➤ 应用案例
> ➤ 应用效果

4.1　应用背景

　　学界普遍认为，医疗服务是介于公共服务与私人服务之间的准公共服务，具备公共服务与私人服务的双重特性。对于准公共服务，补偿机制是政府管理的重点。而补偿机制的确立对医疗成本数据的质量提出了严格要求。

　　医疗成本数据是医疗服务价值的真实体现，也是反映医疗资源运营状况的精准指标，在政府监管、医疗服务补偿机制的确立，以及医院运营管理提升等多个领域，医疗成本大数据都体现出重大应用价值。

　　中国目前的医疗服务供需关系方面，二级以上医院（尤其是公立医院）与城市社区卫生服务中心（站）、乡镇卫生院等基层医疗卫生机构相比，其就诊量与医疗费用都占据主导地位。根据 2016 年中国卫生和计划生育统计年鉴的数据显示，基层医疗机构数量为 920 770 个，医院数量为 27 587 个，基层医疗机构的数量为医院数量的 33 倍，而基层医疗机构与医院的诊疗人次仅为 1.4∶1。中国的社区卫生服务中心的病床使用率仅为 54.7%，二级以上医院的病床使用率高于 84%（具体如图 4-1 所示）。因此，二级以上医院的医院成本核算工作直接决定了医疗成本数据的质量，医院成本核算工作的重要性凸显。

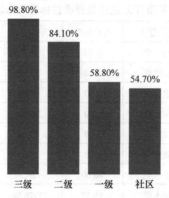

图 4-1　2015 年中国各类医疗机构病床使用率

医院成本核算工作使得医院的成本能够真实完整反映提供医疗服务的资源耗费情况。成本核算需由粗线条的科室核算逐步细化到医疗服务项目、病种级别，以便于政府正确制定相关政策以及补偿标准。另一方面，在医院内部，医院管理者须树立先进的管理理念，不断提升医院整体管理水平。要从思想上重视医院成本核算，清晰了解科室、医疗服务项目甚至病种、诊次、床日成本等，分析成本构成情况，不断降低成本，以此带动医院整体管理水平的提高，不断增强自身竞争力。

根据美国、英国、德国等发达国家经验，国家级政府通过要求参与医保支付的医院，按照国家制定的医院标准化成本核算工作规范，定期上报医院成本报告，作为医院医疗服务费用支付标准测算的重要依据。其中，英国与德国政府通过平均成本测算医疗服务价格；美国通过费用与成本转化率测算服务价格。此外，国外的商业保险机构也基于成本数据测算医疗服务的支付标准。然而，在中国，随着医改进入深水期，因成本数据缺失导致的医改困局已严重制约了医改进程的进一步深入。

首先，医疗服务价格背离成本，补偿机制亟待完善。目前各地批准实施的医疗服务价格标准多数为 2000 年左右制定，且多年未经调整，导致医院的收入难以覆盖真实成本（见表 4-1）。而医疗信息化技术的支撑不足导致医疗成本数据的质量存在缺陷，能够代表全国或区域范围真实医疗成本水平的数据缺失，使得医疗服务价格合理化改革失去最关键的参考数据，最终也导致了医疗服务价格的调整无法与社会经济发展节奏保持一致，公立医院全成本亏损成为普遍现象。

表 4-1　某市部分医疗收费项目标准与单位收益率

项目名称	项目分类	收费标准	平均成本	平均单位收入收益率/（%）
皮下注射	治疗费	0.50	26.56	−5211.90
静脉抽血	治疗费	1.00	14.44	−1316.90
气管切开吸痰	治疗费	2.00	44.74	−2137.10
住院诊疗费（三级医院）	诊疗费	7.00	104.33	−1390.50
院内保健挂号诊疗费	诊疗费	1.00	17.34	−1634.30
主治医师挂号诊疗费	诊疗费	5.00	19.66	−293.10
术后镇痛/天	手术类	40.00	126.24	−215.60
抚摸透析（手工）	手术类	16.35	2976.59	−18105.44

其次，目前中国的医疗费用呈现整体结构性失衡的局面，医务人员价值被严重低估，与发达国家反差明显（见图4-2）。"重物料、轻人工"的价格体系刺激过度医疗行为的泛滥，大处方现象屡禁不止，不仅加剧了医疗费用增长，同时也激化了医患矛盾。《中国医师执业状况白皮书》调查显示，2014年，65.9%的被调查医师对自己的收入不满意，59.79%的医务人员受到过语言暴力，13.07%的医务人员受到过身体伤害。在不尽人意的工作环境下，优秀的医务人才不断流失，该现象在一些工作强度大、医生收入低的专科更甚。根据《2015年中国卫生统计年鉴》，2015年，中国平均每千名儿童只有0.43位儿科医生，远不及"千人一名"的国际通行标准。

医院综合支出比例

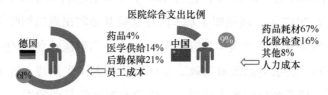

图 4-2　中国医院的人力成本占比较德国相比明显偏低

第三，符合现代医院管理制度的公立医院发展模式尚未建立。在一系列的政策驱动下，"腾笼换鸟"，"腾空间、调结构、保衔接"，"总额预付"成为公立医院改革的主题。公立医院面临收入结构调整、收入增长受限、发展模式改变的挑战。医改政策在直指破除"以药养医"、降低百姓就医负担的同时，也倒逼公立医院进行改革，建立精细化管理与高效运营机制，要求有效控制成本与激励医务人员的工作热情并重，以提升服务质量。然而，医院管理者苦于无法获取用于指导业务、规范管理的成本数据，对各科室、各病种的资源分配与运营状况难以做到精准掌控。医院个体成本数据的质量缺陷最终形成了整个医疗行业的问题，因此，医院管理者无法通过成本进行行业对标分析，政府对于医疗行业的监管也受到不利影响。

第四，一套科学成熟的全国标准化医院成本核算规范体系尚未建立，未经标准化的成本应用价值必将大打折扣，更无法体现大数据的特点。根据国际经验，标准化的成本核算规范是医疗成本大数据的应用前提。国家颁布的《医院财务制度》、《医院会计制度》、《县级公立医院成本核算操作办法》等文件对医院成本核算的规范起到促进性作用。但事实上，由于各地医院的成本管理水平与信息化程度参差不齐，政府在监管环节的强制性也未充分体现，致使规范化的医院成本核算路径与流程始终无法统一。另一方面，医院的成本数据在支付改革和财政补偿工作方面的应用未得到大力推广，因此，制定标准化医院成本核算规范体系的工作也没有受到应有的重视。

上述痛点最终导致了全国医疗费用的不合理激增。近三年，中国个人医疗支出平均增速 13.2%，为同期 GDP 增速的 1.62 倍，与 2009 年比较，增长 81.7%。同期，个人现金卫生支出年均增长率达 15%，远高于人均 GDP 增速，国民"看病难"的体验难以切实缓解。医疗费用的激增直接导致医保基金与新农合面临传递压力：2014 年，已有 185 个统筹地区职工医保资金出现收不抵支；预计至 2017 年，城镇职工基本医疗保险基金将出现当期收不抵支；至 2020 年，新农合支出将比当年筹资超支 15.38%。当前医疗费用的过快增长如无法有效控制，势必会给政府财政、实体经济与人民生活背上沉重的负担。在此背景下，基于医疗成本大数据，加强政府对医疗行业的综合监管，理顺医疗服务价格体系，制定合理的补偿机制的必要性与日俱增。

为支持医疗成本数据的发展，国家不仅通过颁布《医院财务制度》、《医院会计制度》、《县级公立医院成本核算操作办法》以及等级医院评审标准，对医院成本核算工作直接做出明确要求，并在近年发布的医改政策性文件中提及了医疗成本数据的重要性。《推进医疗服务价格改革的意见》、《深化医药卫生体制改革 2016 年重点工作任务》明确指出，医疗服务要建立以成本和收入结构变化为基础的价格动态调整机制，基本理顺医疗服务比价关系。《关于控制公立医院医疗费用不合理增长的若干意见》要求，要强化公立医院成本核算，探索建立医疗机构成本信息库，强调了信息化对医疗机构成本核算工作的重要意义。

4.2　成本核算体系与方法

医院成本是医院在对社会提供预防、医疗、康复等服务过程中所消耗的物化劳动价值和必要活劳动价值的货币表现。医院成本核算是按照《医院财务制度》有关成本费用开支范围的规定，依据医院管理和决策的需要，对医疗服务过程中的各项耗费进行分类、记录、归集、分配和分析，提供相关成本信息的一项经济管理活动，是对医疗服务过程中所发生的费用进行核算，其目的是真实反映医疗活动的财务状况和经营成果。

在医院的管理中，全成本核算是由企业日常经营中的全成本管理理念发展而来的。全成本管理是指企业的成本管理要从不同角度去看待，不仅要从部门角度、项目角度，更要考虑到客户的需求，从客户的角度对成本进行考察，实行全过程控制。全成本管理把成本按"谁受益谁承担"的原则，将企业成本分摊到实际使用的成本对象上。

4.2.1　医院成本核算体系结构

根据成本核算目的不同，可将医院成本核算分为医疗业务成本、医疗成本、医疗全成本和医院全成本。

（1）医疗业务成本：指医院开展医疗服务及其辅助活动发生的各项费用，包括人员经费、耗用的药品及卫生材料费、固定资产折旧费、无形资产摊销费、提取的医疗风险基金和其他费用，不包括财政补助收入和科教项目收入形成的固定资产折旧、无形资产摊销和库存物资等。其公式为：医疗业务成本=临床服务类科室直接成本+医疗技术类科室直接成本+医疗辅助类科室直接成本=临床、医技、医辅类科室人员经费+卫生材料费+药品费+固定资产折旧费+无形资产摊销费+提取医疗风险基金+其他费用。

（2）医疗成本：是医院为开展医疗服务活动，各业务科室和行政后勤各部门自身发生的各种耗费，不包含财政项目补助支出和科教项目支出形成的固定资产折旧、无形资产摊销和库存物资等。其公式为：医疗成本=医疗业务成本+行政后勤类科室直接成本=医疗业务成本+管理费用。

（3）医疗全成本：是指医院为开展医疗服务活动，医院各部门自身发生的各种耗费，以及财政项目补助支出形成的固定资产折旧、无形资产摊销和库存物资等。其公式为：医疗全成本=医疗成本+财政项目补助支出形成的固定资产折旧和无形资产摊销、领用发出的库存物资等。

（4）医院全成本：是指医院为开展医疗服务活动，医院各部门发生的所有耗费。其公式为：医院全成本=医疗全成本+科教项目支出形成的固定资产折旧和无形资产摊销、领用发出的库存物资等。

根据核算对象的不同，成本核算可分为医院科室成本核算、医疗项目成本核算、病种成本核算、诊次成本和床日成本核算。

（1）医院科室成本核算（简称科室成本核算）：是指将医院业务活动中所发生的各种耗费，按照科室分类，以医院最末级科室作为成本核算单元进行归集和分配，计算出科室成本的过程。

（2）医疗项目成本核算（简称项目成本核算）：是以各临床服务类科室、医疗技术类科室开展的医疗服务项目为核算对象，归集和分配各项费用，计算产出各医疗服务项目的单位成本的过程。

（3）病种成本核算：以病种为核算对象，按照一定流程和方法归集相关费用，计算病种成本的过程。核算办法是将为治疗某一病种所消耗费的医疗项目成本、药品成本及单独收费材料成本进行叠加。

（4）诊次成本和床日成本核算：诊次成本是医院为患者提供一次完整的门诊服务所耗费的平均成本；床日成本是指住院病人每一床位日所耗费的成本，是医院为一个住院病人提供一天的诊疗服务所耗费的平均成本。

4.2.2　医院成本核算的路径与方法

医院成本核算规范的路径遵循科室成本核算、项目成本核算、病种成本核算的先后次序。临床服务类与医疗技术类科室二次分摊后的成本完成科室成本核算后，归集和分配各项费用，计算产出各医疗服务项目的单位成本。最终，通过项目、药品、单独收费材料叠加的方式对病种成本进行核算。医院成本核算的路径如图 4-3 所示。

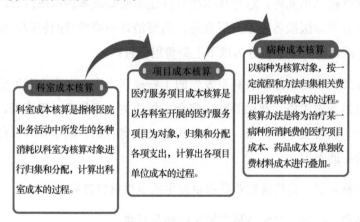

图 4-3　医院成本核算路径

1. 科室成本核算方法

科室成本核算首先需要明确核算单元的性质。科室成本的核算单元按服务性质可分为四类：临床服务类、医疗技术类、医疗辅助类、行政后勤类。

临床服务类科室（简称临床科室）：指直接为病人提供医疗服务，并能体现最终医疗结果，完整反映医疗成本的科室。包括门诊科室、住院科室等。

医疗技术类科室（简称医技科室）：指为临床服务类科室及病人提供医疗技术服务的科室，包括放射、超声、检验、血库、手术、麻醉、药事、实验室、营养食堂等科室。

医疗辅助类科室（简称医辅科室）：是服务于临床服务类和医疗技术类科室，为其提供动力、生产、加工、消毒等辅助服务的科室，包括动力、消毒供应、病案、材料库房、门诊挂号收费、住院结算等核算科室。

行政后勤类科室：指除临床服务、医疗技术和医疗辅助科室之外，从事行政后勤业务工作的科室，包括行政、后勤、科教管理等科室。

上述各类核算单元中，通过本部门的医疗服务能够取得相应收入的医疗部门为直接成本核算单元。医院在确定直接成本核算单元时，要结合核算的目标而定。为直接成本核算单元提供医疗技术性服务以及行政管理、后勤保障性服务的部门，是间接成本核算单元。

除明确核算单元外，进行成本核算前还需明确成本的构成内容，以便对成本进行分类。医院各科室开展业务，需要消耗不同类型的资源，根据资源类型的不同，医院成本可分为以下七类费用科目：

人员经费：是指医院各科室发生的工资福利支出、对个人和家庭的补助支出。包括基本工资、津贴补贴、奖金、离休费、退休费、退职费、抚恤和生活补助、救济费、医疗费、住房公积金、住房补贴、助学金和其他对个人和家庭的补助支出。

卫生材料费：是指医院业务科室发生的卫生材料耗费。

药品费：是指医院业务科室发生的药品耗费。

固定资产折旧费：是指各科室按规定提取的固定资产折旧。

无形资产摊销费：是指各科室按规定计提的无形资产摊销。

提取医疗风险基金：是指各科室按规定计提的医疗风险基金。

其他费用：包括办公费、水电费、取暖费、其他费用等。

科室成本核算的费用科目不包含药品成本、单独收费材料成本以及不参与医疗服务项目核算的科室成本（如特需服务科室、体检科室、药剂科室、只为本院职工服务的科室等），在医院进行科室成本核算时，此类成本将被剔除。

科室成本核算所需的数据来源于医院的各类信息系统，其中：收费数据来源于 HIS 系统；人员经费来源于人力资源管理系统；卫生材料费来源物资管理系统；固定资产折旧费、无形资产摊销费来源于资产管理系统；提取医疗风险基金和其他费用来源于会计系统。由于医院信息化程度存在差异，在信息化基础较薄弱的医院，相关数据也可从各科室的报表中获取。医院信息化程度对科室成本核算的数据颗粒度产生重要影响，医院科室成本核算数据的挖掘分析实例如图 4-4 所示。

普外科病房总体情况								
执行收入	收益	成本构成						
		人力成本	材料成本	固定资产折旧成本	无形资产成本	提取医疗风险基金	其它成本	
11,662,371	-14,245,686	12,823,901	10,373,941	268,153	66	76,923	2,365,073.43	

执行收入构成		普外科病房成本构成				
床位费	368,209	成本分类	直接成本	分摊管理成本	分摊医辅成本	合计
护理费	110,296	人力成本	8,725,608	3,239,529	858,764	12,823,901
化验费	58,661	材料成本	10,356,392	–	17,549	10,373,941
检查费	66,270	固定资产折旧成本	130,149	63,398	74,605	268,153
其他费	77,288	无形资产成本	–	56	10	66
手术费	11,076	提取医疗风险基金	76,923			76,923
卫生材料费	8,775,279	其它成本	823,991	1,231,877	309,205	2,365,073
胃镜费	2,000	合计	20,113,064	4,534,860	1,260,133	25,908,057
氧气费	175,491					
诊疗费	1,228,911					
治疗费	788,889					

普外科病房项目盈亏情况				
收类别	项目总数	亏损项目数量	盈亏金额	有保本点项目数量
床位费	1	1	-515,794.80	–
护理费	4	4	-4,654,660.55	–
化验费	1	0	6,474.00	1
检查费	2	2	-18,812.40	1
手术费	2	2	-3,282,400.06	–
胃镜费	1	0	211.65	1
诊疗费	1	1	-3,866,327.31	–
治疗费	61	60	-1,914,376.74	5
总计	73	70	-14,245,686.21	8

图 4-4　科室成本的数据构成

在明确核算单元和费用科目的基础上，科室项目成本核算方可开展，其主要流程包含直接成本归集和间接成本分摊两个主要步骤。医院在进行成本核算时，应当按照"谁受益、谁负担"的原理，归集、分配各项成本费用，使各项收入与为取得该项收入的成本费用相配比，某核算科室的收入与该科室的成本费用相配比，某会计期间的收入与该期间的成本费用相配比，以保证成本核算结果的可靠性和合法性。

首先进行直接成本归集。各核算单元（核算科室）先通过直接计入或计算进入的方式按照不同类型的费用科目，进行业务支出耗费归集，形成科室直接成本。根据科室分类性质的不同，科室直接成本可分为医疗业务成本和管理费用。

之后进行间接成本分摊。按照分项逐级分步结转的三级分摊方法，依次对行政后勤类科室耗费、医疗辅助类科室耗费、医疗技术类科室耗费进行结转，形成临床服务科室成本（见图 4-5）。

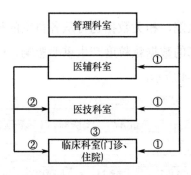

图 4-5　科室成本核算三级分摊过程

首先进行一级分摊，即行政后勤科室费用分摊，将行政后勤科室成本按人员比例向临床科室、医技科室和医辅科室分摊，并实行分项结转。第二步进行二级分摊，即医辅科室成本分摊，将医辅科室成本（包括该类科室直接成本和第一级分摊的部分）向临床科室和医技科室分摊，并实行分项结转，分摊参数可采用收入比重、工作量比重（如门急诊人次、实际占用总床日）和内部服务量等。最后进行三级分摊，即医技科室成本分摊，将医技科室成本（包括该类科室直接成本和第一、二级分摊的部分）向临床科室分摊，分摊参数可采用收入比重，分摊后形成门诊、住院临床科室的成本等。

同时，根据核算需要，对财政项目补助支出形成的固定资产折旧和无形资产摊销、科教项目支出形成的固定资产折旧和无形资产摊销进行归集和分摊，分别形成临床服务医疗全成本、临床服务医院全成本。

2. 诊次成本和床日成本核算方法

根据上述科室成本核算过程中确认的门诊科室成本，计算医院诊次、床日成本时，只有临床科室为直接成本科室。此时将间接科室的成本分摊至直接成本科室，得到分摊后的直接科室成本。以门急诊人次为核算对象，将成本分摊到每人次，计算得出诊次成本。同样，将确认的住院科室成本，以住院床日为核算对象，将成本分摊到每床日，计算得出床日成本。

3. 项目成本核算方法

项目成本是医院成本剔除药品成本、单独收费材料成本以及不参与医疗服务项目核算的科室成本后，在同一期间内应为医疗服务项目成本之和。在医院内，提供医疗服务项目的科室仅有临床科室与医技科室，因此，项目成本核算范围包括医技科室本科执行的医疗服务项目与临床科室本科开单本科室执行的医疗服务项目。

项目成本核算的成果遵循以下逻辑：1.∑医疗服务项目成本=∑临床服务类科室成本、医疗技术类科室成本（二级分摊后成本）-∑药品成本-∑单独收费材料成本；2.∑医疗服务项目成本=∑医疗服务项目直接成本+∑科室作业成本。

数据来源方面，医院信息系统的数据颗粒度需保证项目成本核算的挖掘分析要求（见图 4-6）。项目成本核算需要获取医院的临床服务类科室和医疗技术类科室二级分摊成本数据、医疗收入数据、物资消耗数据、固定资产折旧数据、人员支出数据、项目材料信息、项目设备信息、项目作业信息等。这些数据在医院信息化建设完善的前提下，可从医院的 HIS 系统与 HRP 系统获取，必要时仍需各科室提供相关报表以保证数据的完整性。

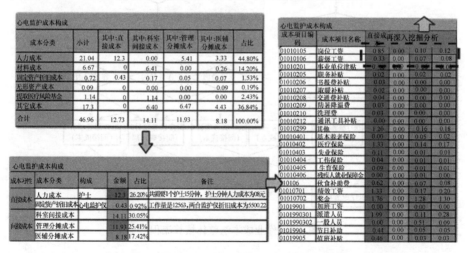

图 4-6　医疗项目成本数据的分析挖掘实例

目前国内常用的项目成本核算方法包括作业成本法与比例系数法两种方法。根据不同地区的卫生行政主管部门要求，不同级别的医院会采用不同的项目成本核算方法。

1）作业成本法：

作业成本法中的"作业"是指在医疗服务过程中具有相对独立意义的重要活动和行为，医疗服务产生过程中各工序或环节，例如诊疗、手术（消毒、探查）、护理等行为都可视作作业。

作业成本法是基于作业的成本计算方法，是指以作业为间接成本归集对象，通过资源动因的确认、计量，归集资源到作业上，再通过作业动因的确认、计量，归集作业成本到项目或患者上的间接费用分配方法。作业成本法的整体核算流程如图4-7所示。

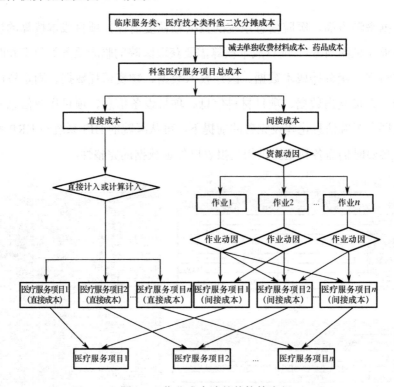

图4-7　作业成本法整体核算流程

作业成本法的重点是作业模型的建立，作业模型直接确立了医疗服务项目成本核算中的资源成本分配规则与作业成本分配规则，对最终核算结果有决定性作用（见图4-8）。

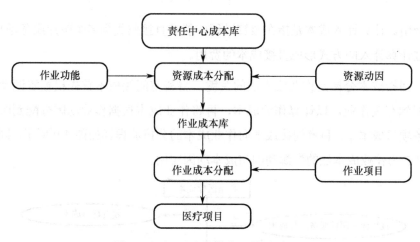

图 4-8　项目成本核算作业模型的逻辑

作业模型可通过访谈、小组座谈、会议等方式调研医院临床服务类科室和医疗技术类科室的医疗业务流程以及在医疗服务过程的各项人工、材料、设备的资源消耗情况，划分出医疗服务过程中具有相对独立意义的重要活动和行为，形成不同的作业，产生医院统一、规范的项目作业库、项目材料库和项目设备库（见表 4-2）。

表 4-2　医疗服务项目作业模型实例

	项目名称	作业	职称	操作人数	操作时间/min
项目作业库	医疗服务项目1	作业1	护师	1	3
		作业2	主治医师	1	20
		作业2	护师	1	20
		作业3	主治医师	1	5
	项目名称	物资分类	物资名称		单位用量
项目材料库	医疗服务项目1	其他卫生材料	材料1		1
		其他卫生材料	材料2		1
		其他卫生材料	材料3		1
	项目名称	设备分类	设备名称		占用时间/min
项目设备库	医疗服务项目1	专用设备	设备1		5
		专用设备	设备2		5
		专用设备	设备3		4

作业模型确立后，根据成本费用归集、分配的过程，划分直接成本和间接成本。直接成本应直接计入或计算计入医疗服务项目成本。直接计入成本是能够直接且唯一归集到某一个医疗服务项目，形成医疗服务项目直接成本

的费用。计算计入成本是指在核算过程中能够直接归集到多个医疗服务项目，通过计算计入的方式形成直接成本的费用。

间接成本分摊是作业成本法的关键。将科室间接成本首先根据资源动因分配到有关作业，以计算作业成本，再将作业成本根据作业动因分配到医疗服务项目成本中。科室间接成本向作业成本的分摊流程详如图 4-9 所示，同时表 4-3 为作业成本法的资源动因与成本动因实例。

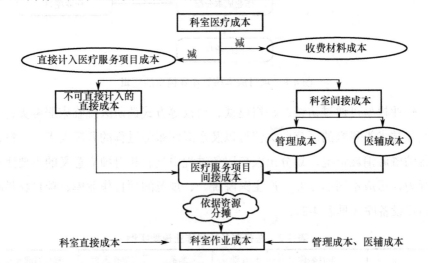

图 4-9   科室间接成本向作业成本分摊流程

表 4-3   作业动因与资源动因实例

序号	适用的成本项目	资源动因	作业动因
1	人员经费	工时	工时
2	卫生材料费	工作量	工作量
3	房屋折旧	面积	工时 床位面积（床位使用）
4	设备折旧	工时	工时
5	无形资产摊销费	工作量	工作量
6	提取医疗风险基金	人数	工作量
7	其他费用	工作量	工作量

表 4-3 中的资源动因与作业动因的分摊参数需经过精细计算得出，其中"人员数量"、"工作量、工时"、"面积"的参数来源测算示例详见图 4-10～图 4-12 所示。

科室名称	职称	作业名称	工作权重/(%)	科室总人数	作业人数(权重·总人数)
×××××住院	主治医师	医生交接班	5.21	10.0	0.52
×××××住院	主治医师	医生查房	18.75	10.0	1.88
×××××住院	主治医师	医生开医嘱	12.50	10.0	1.25
×××××住院	主治医师	病房治疗	63.54	10.0	6.35
×××××住院	护师	护士交接班	9.38	8.0	0.75
×××××住院	护师	护士扫床	12.50	8.0	1.00
×××××住院	护师	病房治疗	78.13	8.0	6.25

科室名称	作业名称	作业人数
×××××住院	护士交接班	0.75
×××××住院	护士扫床	1.00
×××××住院	医生查房	1.88
×××××住院	医生交接班	0.52
×××××住院	医生开医嘱	1.25
×××××住院	病房治疗	12.60

主治医师病房治疗作业人数+护师病房治疗作业人数:6.35+6.25=12.6

图 4-10　"人员数量"参数来源

科室名称	项目名称	全年工作量	作业名称	职称	人数	工时
×××××门诊	普通挂号费(诊疗费(自费))6元	1000	分诊	护士	1	2
			诊断	主治医师	1	8
×××××门诊	专家挂号费(诊疗费(自费))9元	800	分诊	护士	1	2
			诊断	副主任医师	1	15
×××××门诊	专家挂号费(诊疗费(自费))12元	500	分诊	护士	1	2
			诊断	主任医师	1	25

工作量

工时

科室名称	作业名称	作业工作量
×××××门诊	分诊	2300
×××××门诊	诊断	2300

科室名称	作业名称	作业总工时
×××××门诊	分诊	4600
×××××门诊	诊断	32500

图 4-11　"工作量、工时"参数来源

科室名称	房间总面积	房间使用描述	房间名称	作业名称
XX科住院	5.33	病人三餐	备餐间	公摊
XX科住院	149.73	住院床位	病房	床位使用
XX科住院	5.4	存放医疗废弃物	处胃	病房治疗
XX科住院	20.53	内部使用	更衣室	公摊
XX科住院	5.83	护士办公	护士办公室	护士交接班
XX科住院	6.66	医生交待班	示教师	医生交接班
XX科住院	3.96	医生办公、开医嘱	医生办公室	医生开医嘱
XX科住院	4.1	治疗	治疗	病房治疗

科室名称	作业名称	作业面积
XX科住院	病房治疗	9.5
XX科住院	床位使用	149.73
XX科住院	护士交待班	5.83
XX科住院	医生交待班	6.66
XX科住院	医生开医嘱	3.96
XX科住院	公摊	25.86

公摊面积将分摊到多所有涉及胡料室作业上。

图 4-12　"面积"参数来源

所有的作业成本计算完成后，根据不同动因利用不同的分摊参数，将作业成本向项目成本分摊。由于资源与作业动因不同，因此作业成本的分摊参数与项目成本的分摊参数存在不同，如：计算作业成本的人员经费的分摊参数主要采用"人员数量"；而计算项目成本主要以"工时"为人员经费分摊参数。作业成本向项目成本分摊的参数实例如图 4-13 所示。

科室名称	项目名称	作业名称	职称	人数	工时	分摊参数（人数 * 工时）
××××× 门诊	普通挂号费（诊疗费（自费））6 元	分诊	护士	1	2	2
		诊断	主治医师	1	8	8
××××× 门诊	专家挂号费（诊疗费（自费））9 元	分诊	护士	1	2	2
		诊断	副主任医师	1	15	15
××××× 门诊	专家挂号费（诊疗费（自费））12 元	分诊	护士	1	2	2
		诊断	正主任医师	1	25	25

图 4-13　由作业成本形成项目成本的分摊参数实例：工时

一个医疗服务项目包含多个作业，在其包含的所有作业的成本完成分摊后，获得该项目的最终科室级项目成本。在科室级项目成本的基础上，通过统计各科室开展同一项目的工作量，经加权平均后得到医院级项目成本。

2）比例系数法：

比例系数法以临床服务类和医疗技术类科室的成本为基础，以其开展的医疗服务项目为对象，根据成本费用归集、分配的过程，划分直接成本和间接成本。直接成本应直接计入或计算计入医疗服务项目成本；间接成本应按照一定的比例系数分配到医疗服务项目成本。

比例系数法关于项目直接成本的计算与作业成本法相同。在间接成本的分摊方面，比例系数法分摊间接成本首先需要核定各科室医疗服务项目间接成本与直接成本的比例（即间接成本占直接成本比例），采用以下公式计算某医疗服务项目单位成本：某医疗服务项目单位成本=某医疗服务项目直接成本×（1+科室医疗服务项目间接总成本/科室医疗服务项目直接总成本）。

4. 病种成本核算方法

病种成本是以病种作为核算对象，计算病种在治疗过程中的全部成本。《医院财务制度》指出病种核算办法是将为治疗某一病种所耗费的医疗项目成本、药品成本及单独收费材料成本进行叠加。医疗项目叠加法是在医疗服务成本核算的基础上进行的，公式为：某单病种成本=∑该病种医疗项目成本+∑该病种药品成本+∑该病种单独收费材料成本。

4.3 设计思想与总体框架

医院内部信息化是医疗成本大数据应用的基础。医院首先需要建设完善的信息系统，实现院内信息系统的互联互通，消除数据孤岛，保证数据质量。除 HIS 系统外，后台医院综合运营管理系统（HRP）是保证医院数据质量的关键，将医疗安全、医疗质量和经济运行贯穿，需要 HIS 系统提供数据支持，HRP 系统总体架构如图 4-14 所示。

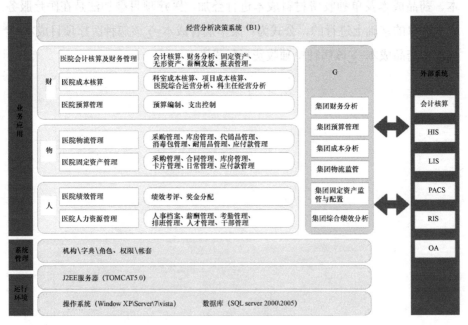

图 4-14 HRP 系统总体架构

此外，建立全院成本核算的信息化平台，形成全成本核算体系，在此体系中，各科室、各级别的医院管理者可获取决策所需的必要数据。

　　医院内部产生的成本大数据，需要借助大数据平台技术。在医院信息化建设完备的基础上，通过第三方大数据平台，对医疗数据进行采集、集成和可视化展现，针对卫生行政部门、医院、医疗服务支付机构，提供不同应用主题，内容涵盖医疗服务绩效评价、医疗质量控制、医疗服务付费等领域应用。具体如图 4-15 所示：

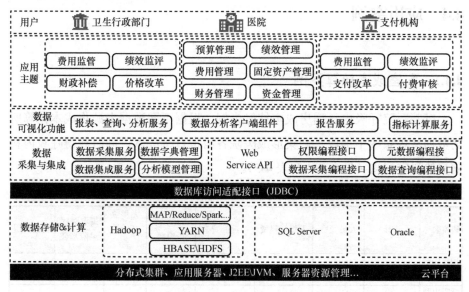

图 4-15　医疗成本大数据平台功能架构与应用方向

4.4 应用案例

4.4.1 科室成本核算案例

以某医院呼吸内科病房成本核算为例，根据不同数据来源将成本核算所需数据从各系统中提取，归集形成医院各科室直接成本，同时获得呼吸内科病房的科室信息（见表 4-4 和表 4-5）。

表 4-4 某医院科室直接成本归集表

科室名称	小计	人员经费	卫生材料费	药品费	固定资产折旧费	无形资产摊销费	提取医疗风险基金	其他费用
预防保健科	110 587	77 095	123	28 834	3 394	–	139	1 001
呼吸内科门诊	33 991	–	129	33 638	–	–	224	–
呼吸内科病房	677 167	183 050	56 736	417 648	11 132	–	2 956	5 644
消化内科门诊	483 616	–	38 100	421 941	18	–	2 057	21 500
消化内科病房	416 956	236 445	26 841	139 866	4 609	–	1 333	7 864
神经内科门诊	246 584	–	–	245 336	–	–	1 248	–
神经内科病房	565 136	205 984	2 028	347 336	1 903	–	2,483	5 403
直接医疗科室合计	24 542 373	5 507 611	1 777 631	16 756 317	193 631	–	102 059	205 123
医学检验科	1 405 561	265 452	1 127 336	–	7 965	–	–	4 809
医疗技术类科室合计	4 838 894	1 797 535	2,821 316	74 275	109 748	–	521	35 499

（续）

科室名称	小计	人员经费	卫生材料费	药品费	固定资产折旧费	无形资产摊销费	提取医疗风险基金	其他费用
医疗技术类科室合计	4 838 894	1 797 535	2,821 316	74 275	109 748	–	521	35 499
科教科	75 937	65 118	303	–	1 797	–	–	8 718
洗衣房	67 482	53 299	11 812	–	1 807	–	–	565
医疗辅助类科室合计	1 256 094	1 049 734	111 054	10 532	14 686	–	–	70 088
院办公室	192 532	155 756	–	–	19 508	–	–	7 268
管理类科室合计	3 221 759	2 390 080	–	–	213 369	–	–	618 310
总计	33 859 120	10 744 961	4 710 001	16 8414	531 434	–	102 580	929 020

表 4-5　某医院科室信息数据

科室名称	人员/人	面积/m²	洗衣量/件
预防保健科	7	235	105
呼吸内科门诊	8	213	121
呼吸内科病房	8	1 678	120
消化内科门诊	9	177	133
消化内科病房	9	3 004	142
神经内科门诊	8	245	134
神经内科病房	8	2 332	121
…			
直接医疗科室合计	478	14 568	22 985
麻醉科	11		
…			
医疗技术类科室合计	167	14 781	8 350
供应室	11		
洗衣房			
…			
医疗辅助类科室合计	93	6 754	2 245
院办公室	13		
…			
行政管理类科室合计	119	7 789	4 678
总计	857	43892	38258

在获得管理科室、医辅科室、医技科室的直接成本、各科室的成本信息数据后，进行间接成本分摊，测算呼吸内科病房的间接成本。首先进行第一级成本分摊，即分摊行政管理类科室成本，分摊管理成本=所有行政管理类科

室成本合计。呼吸内科病房经过第一级分摊后的成本构成如表4-6所示。

表4-6   某医院呼吸内科病房一级成本构成表

科室名称	成本项目	科室一级成本	其 中	
			直接成本	分摊管理成本
呼吸内科病房	人员经费	208 959	183 050	25 909
	卫生材料费	56 736	56 736	–
	药品费	417 648	417 648	–
	固定资产折旧费	13 445	11 132	2 313
	无形资产摊销费	–	–	–
	提取医疗风险基金	2 956	2 956	–
	其他费用	12 347	5 644	6 703
	水费	510	255	255
	电费	4 049	2 025	2 025
	取暖费	680	585	95
	成本合计	712 091	677 167	34 924

　　一级分摊完成后进行第二级成本分摊，即分摊医辅科室成本。分摊医辅成本=所有医疗辅助科室成本合计。呼吸内科病房经过第二级分摊后的成本构成如表4-7所示。

表4-7   某医院呼吸内科病房二级成本构成表

科室名称	成本项目	科室二级成本	其 中		
			直接成本	分摊管理成本	分摊医辅成本
呼吸内科病房	人员经费	225 429	183 050	25 909	16 470
	卫生材料费	57 844	56 736	-	1 108
	药品费	417 779	417 648	-	131
	固定资产折旧费	13 958	11 132	2 313	513
	无形资产摊销费	-	-	-	-
	提取医疗风险基金	2 956	2 956	-	-
	其他费用	14 086	5 644	6 703	1 739
	水费	407	255	117	35
	电费	3 229	2 025	929	275
	取暖费	792	585	95	112
	成本合计	732 051	677 167	34 924	21 844

　　此后，进行第三级成本分摊，即医技科室成本分摊，分摊医技科室成本=所有医技科室成本合计。医疗技术科室主要按收入配比原则进行分摊。首先需要取得开单执行收入数据，再按收入配比原则将医技科室成本分摊到开单

科室，最终形成呼吸内科病房三级成本构成表，得到呼吸内科病房的成本合
计（见表4-8）。

表4-8　某医院呼吸内科病房三级成本构成表

科室名称	成本项目	科室三级成本	其　　　中			
			直接成本	分摊管理	分摊医辅	分摊医技
呼吸内科病房	人员经费	297 179	183 050	25 909	16 470	71 751
	卫生材料费	149 694	56 736	–	1 108	91 850
	药品费	419 872	417 648	–	131	2 093
	固定资产折旧费	18 304	11 132	2 313	513	4 345
	无形资产摊销费	–				
	提取医疗风险基金	2 969	2 956	–		13
	其他费用	19 657	5 644	6 703	1 739	5 571
	水费	510	255	117	34.66	103
	电费	4 049	2 025	929	275.27	820
	取暖费	1 026	585	95	112	234
	成本合计	907 674	677 167	34 924	19 960	175 623

4.4.2　项目成本核算案例

1. 作业成本法案例

以某医院功能检查科提供"电子胃镜检查"、"电子肠镜检查"医疗服务
项目为例。医院为满足患者对以上医疗服务的需求，科室需要配备工作人员、
占用办公场所、领用卫生材料以及配置仪器设备等，这些资源的耗费形成了
科室成本。科室还设计了向患者提供服务的工作流程，如登记、检查、出报
告等。

医院在进行医疗服务项目成本核算时，首先需要从不同的信息系统中取得成
本核算所需要基础数据（见表4-9～表4-13）。

表4-9　临床服务类科室和医疗技术类科室二级分摊成本

成本项目	总成本	科室直接成本	医辅分摊成本	管理分摊成本
人力经费	204 000	161 150	20 000	22 850
药品经费	1 000	1 000	–	–
卫生材料经费	15 500	15 470	10	20
固定资产折旧费	48 495	48 410	40	45

（续）

成本项目	总成本	科室直接成本	医辅分摊成本	管理分摊成本
房屋	225	200	10	15
专用设备	47 760	47 760	—	—
一般设备	510	450	30	30
其他设备	—	—	—	—
无形资产摊销费	210	—	210	—
提取医疗风险基金	8 000	8 000	—	—
其他费用	6 000	4 000	1 000	1 000
合计	283 205	238 030	21 260	23 915

表 4-10　医疗收入数据

年月	医疗服务项目	开单科室	执行科室	工作量	单价/元	金额/元
201401	电子胃镜检查	内科门诊	功能检查科	1 000	250	250 000
201402	电子胃镜检查	内一病房	功能检查科	200	250	50 000
201404	电子肠镜检查	心内一病房	功能检查科	500	300	150 000

表 4-11　物资消耗数据

年月	科室名称	物资分类	物资名称	数量	金额/元	是否单独收费	资金来源
201401	功能检查科	其他卫生材料	胃镜润滑胶浆	120	7 920	否	自有资金
201402	功能检查科	其他卫生材料	盐	5	550	否	自有资金
201404	功能检查科	其他卫生材料	多酶清洗剂	5	6 500	否	自有资金
201404	功能检查科	其他卫生材料	一次性注射器	500	500	是	自有资金

表 4-12　固定资产折旧数据

年月	科室名称	设备分类	设备名称	规格	原值/元	旧额/元	资金来源
2014	功能检查科	专用设备	胃镜单镜天助内窥镜图文影像系统	…	432 000	432 00	自有资金
2014	功能检查科	专用设备	超声清洗机	…	18 000	3 600	自有资金
2014	功能检查科	专用设备	医用高压水枪	…	4 800	960	自有资金

表 4-13　人员支出数据

年月	科室名称	姓名	职称	基本工资/元	岗位工资/元	…	合计/元
201401	功能检查科	XXX	主治医师	3 000	4 916	…	7 916
201402	功能检查科	XXX	主治医师	3 000	4 916	…	7 916
…	…	XXX	…	…	…	…	…
合计	功能检查科	XXX	主治医师	36 000	48 000		214 099
201401	功能检查科	XXX	护师	1 920	3 600		5 520
201402	功能检查科	XXX	护师	1 920	3 600		5 520
…	…	XXX	…	…	…	…	…
合计	功能检查科	XXX	护师	22 950	43 200		181 440

此外，还需获取建立项目成本核算模型的以下几方面信息（见表 4-14～表 4-16）。

表 4-14 项目作业信息

科室	项目名称	作业	职称	操作人数	操作时间/min
功能检查科	电子胃镜检查	登记	护师	1	3
		检查	主治医师	1	20
		检查	护师	1	20
		出报告	主治医师	1	5
	电子肠镜检查	登记	护师	1	3
		检查	主治医师	1	30
		检查	护师	1	30
		出报告	主治医师	1	5

表 4-15 项目材料信息

科室名称	项目名称	物资分类	物资名称	单位用量
功能检查科	电子胃镜检查	其他卫生材料	胃镜润滑胶浆	1
功能检查科	电子胃镜检查	其他卫生材料	盐	1
功能检查科	电子胃镜检查	其他卫生材料	多酶清洗剂	1
功能检查科	电子肠镜检查	其他卫生材料	多酶清洗剂	2

表 4-16 项目设备信息

科室名称	项目名称	设备分类	设备名称	占用时间/min
功能检查科	电子胃镜检查	专用设备	胃镜单镜天助内窥镜图文影像系统	5
功能检查科	电子胃镜检查	专用设备	超声波清洗机	5
功能检查科	电子肠镜检查	专用设备	超声波清洗机	4
功能检查科	电子肠镜检查	专用设备	医用高压水枪	10

在获取数据的基础上，根据项目成本动因，依次按照"直接成本归集"、"资源成本分配"、"作业成本分配"、"项目成本核算"四个步骤计算项目成本。

首先进行直接成本归集。医疗服务项目的直接成本主要包括人员经费、卫生材料费、固定资产折旧费三部分内容。

人员经费根据职称每分钟人力成本与职称操作时间测算，累加所有提供该项目服务的人员经费。

卫生材料费与固定资产折旧费根据其用途直接计入对应项目。本案例直接卫生材料费与固定资产折旧费计入情况见表 4-17 和表 4-18。

表 4-17　直接卫生材料费计入情况

科室	资产名称	项目名称	直接计入金额/元
功能检查科	胃镜单镜天助内窥镜图文影像系统	电子胃镜检查	43 200
功能检查科	医用高压水枪	电子肠镜检查	960
功能检查科	多酶清洗剂	电子胃镜检查	2 700
功能检查科	多酶清洗剂	电子肠镜检查	900

表 4-18　固定资产折旧费计入情况

科室	资产名称	项目名称	计入成本/元
功能检查科	胃镜单镜天助内窥镜图文影像系统	电子胃镜检查	43 200
功能检查科	医用高压水枪	电子肠镜检查	960
功能检查科	超声波清洗机	电子胃镜检查	2 700
功能检查科	超声波清洗机	电子肠镜检查	900

　　根据上述三类成本计入情况，测算两个项目各自的直接成本。直接成本的最终结果如表 4-19 所示。

表 4-19　直接成本计入合计

执行科室	医疗服务项目	数量	直接成本/元
功能检查科	电子胃镜检查	1200	152 368
功能检查科	电子肠镜检查	500	60 512

　　第二步进行资源成本分配。资源成本分配是将医疗服务项目的间接成本按照资源动因分摊到各作业中（本案例中包括登记、检查、出报告等作业）。医疗服务项目间接成本包括三部分内容：科室直接成本减去直接计入医疗服务项目部分、管理分摊成本、医辅分摊成本。

　　第三步进行作业成本分配，根据动因参数将作业成本分配至所服务的医疗服务项目中。最终进行项目成本核算，将直接成本与间接分摊成本相加，结果如表 4-20 所示。

表 4-20　作业成本法计算医疗服务项目成本表

执行科室	医疗服务项目	数量	直接成本/元	间接成本/元	单位成本/元
功能检查科	电子胃镜检查	1200	152 367.63	45 765.23	165.11
功能检查科	电子肠镜检查	500	60 512.37	23 059.77	167.14
合计			212 880.00	68 825.00	

2. 比例系数法案例

　　采用比例系数法进行上述案例的项目成本核算，直接成本计算与作业成本法相同，差异在间接成本计算体现。比例系数法的关键在于通过间接成本率测算间接成本，公式为：间接成本=直接成本×间接成本率。本案例中，间接成本率=（总成本−直接计入成本）/直接计入成本，最终医疗服务项目成本的计算结果如表 4-21 所示。

表 4-21　比例系数法计算医疗服务项目成本表

执行科室	医疗服务项目	数量	直接成本/元	间接成本/元	单位成本/元
功能检查科	电子胃镜检查	1200	152 367.63	201 628.73	168.02
功能检查科	电子肠镜检查	500	60 512.37	80 076.27	160.15
合计			212 880.00	68 825.00	

4.4.3　病种成本核算案例

以某医院呼吸内科病房某年病种成本核算为例，该院当年呼吸内科病房出院病人 530 人，其中入院日期和出院日期都在当年的病人共 524 人。按照主诊断加主手术分组的方法，共得到 84 个病种。以"J44.901 慢性阻塞性肺疾病"为例，当年共收治病人 4 例。根据这 4 人的数据建立该病种的成本模型（见表 4-22）。

表 4-22　某医院"J44.901 慢性阻塞性肺疾病"病种成本模型

费用	数量	单价/元	单位成本/元	收费合计/元
多索茶碱注射液（枢维新）	21	15.77	13.71	331.24
氯化钠注射液（大冢塑料瓶）	35.75	7.36	6.40	263.12
乙酰半胱氨酸胶囊（易维适）	39	4.10	3.56	159.90
…		…	…	
药品费合计				6 532.02
静脉输液	29.25	2	9.20	58.50
住院诊疗费	11.25	6	89.45	67.50
普通床位费（24）	15	24	86.00	360.00
…		…	…	…
医疗费合计				3 541.00
安全留置针（BD）	4.75	32.78	29.80	155.71
一次性溶药注射器 20 ml	44.75	0.88	0.80	39.38
精密过滤输液器 5 μmTPE 型 （山东威高）	29.25	12.54	11.40	366.80
…		…	…	…
材料费合计				868.89
总合计				10 941.91

在此基础上，根据公式"病种成本=∑医疗项目成本+∑单独收费材料成本+∑药品成本"计算该病种成本。其中医疗项目成本取自呼吸内科病房当年项目成本核算结果，单独收费材料成本和药品成本通过加成率计算得出，结果如表 4-23 所示。

表 4-23　某医院"J44.901 慢性阻塞性肺疾病"病种成本核算结果

费用	数量	单价/元	单位成本/元	收费合计/元	成本合计/元	总收益/元
多索茶碱注射液（枢维新）	21	15.77	13.71	331.24	287.91	43.33
氯化钠注射液（大冢塑料瓶）	35.75	7.36	6.40	263.12	228.80	34.32
乙酰半胱氨酸胶囊（易维适）	39	4.10	3.56	159.90	138.84	21.06
…	…	…	…	…	…	…
药品费合计				6 532.02	5 680.00	852.02
静脉输液	29.25	2	9.20	58.50	269.10	−210.60
住院诊疗费	11.25	6	89.45	67.50	1 006.31	−938.81
普通床位费（24）	15	24	86.00	360.00	1 290.00	−930.00
…	…	…	…	…	…	…
医疗费合计				3 541.00	6 020.90	−2 479.90
安全留置针（BD）	4.75	32.78	29.80	155.71	141.55	14.16
一次性溶药注射器 20 ml	44.75	0.88	0.80	39.38	35.80	3.58
精密过滤输液器 5 μmTPE 型	29.25	12.54	11.40	366.80	333.45	33.35
…	…	…	…	…	…	…
材料费合计				868.89	789.00	79.89
总合计				10 941.91	12 489.90	−1 547.99

4.4.4　医院数据联盟与中国首部公立医院成本报告（2015 年）

医疗成本数据对于医院战略目标的支撑，一方面体现在院内成本核算的精细化程度，另一方面也需要区域性的行业标杆数据作为分析依据。这标志着，医疗成本数据只有上升至大数据级别，才能发挥其最大价值。

然而目前，医疗成本数据受到医疗信息化建设程度滞后，以及信息的敏感度较高等原因的制约，难以形成大数据优势。因此，建立一个能够帮助医院管理成本、获取准确的行业成本数据的机制，成为中国公立医院的迫切需求。

他山之石可以攻玉，美国医疗信息交换组织（Health Information Exchange，HIE）的经验为中国医疗成本数据共享提供了启示。2009 年，美国国会颁布《卫生信息技术促进经济和临床健康法案》。在此背景下，美国卫生部计划投入 200 多亿美元在全美推广使用医疗信息技术，制定了"到 2014 年为每一个美国人建立电子病历（EHR）"的目标。有利的政策环境促进了 HIE 的发展。HIE 一般有区域性限制，由政府或专业信息化供应商主导，设计并管理相关的法律合同、技术架构和经营模式。HIE 的主要职责是使更多的联盟内部医疗机构的患者加入电子病历共享计划，并提供电子病历的存储、标准化建设以及共享查询等服务，在方便患者就医的同时提升医疗机构的服务效率与质量。HIE 的实践证明，在有充分的法律协议以及联盟管理制度保障下，医疗机构在提升服务质量的目的驱使下，将有充足的动力主动参与数据的共享。

2015 年，国内 180 家公立医院在某医疗信息化与数据运营服务商的驱动下，共同成立医院数据联盟（Hospital Information Alliance，HIA），并组织二十余名国内卫生经济学领域的权威专家组建"峰升水起智库"，本着"分享、学习、共赢"的宗旨，运用大数据应用技术，从 180 家联盟成员医院获取数据，并通过对数据的清洗、脱敏处理，产生多维度的分析指标，最终形成并共同发布《公立医院成本报告（2015）》（以下简称"《报告》"），主要目的是公益服务于联盟成员医院，并共同致力于提升医疗行业的成本标准管理水平。

中国 HIA 与 HIE 的最显著区别在于，目前 HIA 联盟医院共享的数据内容为成本数据。出于数据安全与保密性等原因，医院的成本数据必须经过清洗与脱敏后才可共享，因此 HIA 联盟发布的医院成本报告仅限于行业级别的数据展示与分析，不涉及类似 HIE 中的医院点对点的数据共享。

《报告》选取的样本数据来自 180 家"数据联盟（HIA）成员医院"2012—2014 年度的成本数据。样本医院的分布覆盖全国各个区域；级别包括国家卫计委"委属委管"医院（以下简称"委属医院"）、省级医院、市级医院与县级医院；除综合医院外，亦涵盖了肿瘤医院与中医医院。《报告》按照财政部 2011 年颁布的《医院财务制度》和《医院会计制度》中定义的成本核算办法统计，数据是所有样本医院成本数据通过数据标准化，以及数据的清洗、转换、脱敏后形成的分类平均数，不会显示个体医院数据。

《报告》的分析内容涵盖了医院综合运营情况、医院收入、医院成本、科室成本、医疗服务项目成本和病种成本。分析对象主要是综合医院、重点专科医院。综合医院按照委属、省级、市级、县级（包括区县）进行分类，并从医院等级、床位范围等维度展示数据；重点专科医院按照医院等级展示数据。分析指标主要包括收入、成本、盈亏、均次等，还特别对三级综合医院临床重点科室和医疗技术重点科室的经营状况进行了分析；医疗服务项目，按区域从工作量、盈利、亏损的排名情况进行了分析；病种成本按区域对工作量、盈利、亏损的排名情况进行了分析。

在结论方面，《报告》全面展现了中国公立医院的运营地图，为各类公立医院的经营提供了标杆参考值（见表 4-24）。

表 4-24 《公立医院成本报告（2015）》部分参考值

运营指标医院类型	三 级 综 合			
	委属	省级	市级	县级
总收入/万元	344.718	152.361	71.095	69.047
药品收入/万元	113.870	62.084	28.201	26.919
卫生材料收入/万元	85.966	22.660	10.550	9.551
检查收入/万元	30.455	16.436	9.003	8.649
化验收入/万元	25.249	14.347	7.230	7.545
治疗收入/万元	24.069	16.759	7.703	7.516
门急诊人次/万人次	287	144	77	88
住院床日数/万床日	103	47	47	41
次均门诊收入/元	376	395	262	273
床日收入/元	2.306	2.023	1.086	1.099
药占比/%	33.03	40.75	39.67	38.99

在此基础上，《报告》对 2014 年不同类型公立医院的经营管理状况进行了深入剖析，主要结论如下：

➢ 不同类型公立医院收入差距较大，2014 年平均收入为 9 亿元；

➢ 公立医院收入中，药品仍占最大比重；

➢ 除委属医院外，三级公立医院材料收入的增幅已明显高于药品；

➢ 公立三级委属综合医院经营效益最高，其次为肿瘤专科医院；

➢ 放疗科以高达 20%的全成本收益率登顶临床科室；

➢ 医技（一级）科室中检验科以 89%的全成本收益率居首；

➢ 专科医院药品成本比重明显高于综合医院；

> ➢ 临床科室全成本构成差异显著：介入医学科的卫生材料成本占比
> 　 最高；
> ➢ 医技科室卫生材料成本占比偏高，尤其是医学检验科；
> ➢ 国家财政补助对公立医院影响显著，补助后盈利医院占比平均增加
> 　 32%。

根据 HIA 联盟规定，HIA 联盟将向签署相关协议的医院提供《报告》的完整内容，为医院管理者展现更为系统、详尽的成本数据分析内容。相关协议的签署也保证了 HIA 联盟医院成本数据的安全性。为进一步推广 HIA 联盟与报告的影响力、加强公立医院间的学术交流，HIA 联盟通过互联网渠道发布了简版的报告。

作为中国首部公立医院成本报告，《报告》应用大数据进行了中国公立医院的成本核算，得出了对医院具有极高参考价值的标准化成本数据。医疗机构借助该报告可从多维度进行经营情况对标分析，作为战略决策的依据。报告发布后，在 HIA 联盟内部获得了广泛认可，吸引了众多卫生经济学领域专业学者的高度关注，引起社会巨大反响。

但在《报告》的编制过程中可以发现，成本数据的敏感性造成医院对数据分享有所顾忌。对 HIA 联盟而言，现已通过联盟成员签署"数据联盟协议"的方式在法律层面保证成本数据的安全性。在技术层面，须制定一套合法的数据采集、清洗的技术规范与流程，并日臻完善。

更关键的是，成本数据的标准化是影响公立医院成本报告质量，乃至影响医院成本数据应用价值的关键问题。首先，不容忽视的是，不同信息化供应商的产品，以及不同医院对成本管理的差异造成了目前成本数据难以做到标准化与统一。部分医院甚至尚未拥有成本核算软件，难以支撑成本数据的共享。

在组织形式上，HIA 由医院与专业信息化服务供应商共同组建，《报告》的交流范围限于签署相关协议的医院之间。因此，完整的数据报告内容暂不对政府监管部门与全社会公开。根据美国、德国、英国等国的经验，医疗机构的成本核算工作必须由政府部门制定强制性规范，从而保证医院成本数据

的标准化，否则，成本数据的应用性将大打折扣。目前，由医院与专业信息化服务供应商共同组建的 HIA 在医院成本数据的共享与保护、成本核算工作标准化的领域做出了有益探索，但将其研究成果上升至国家标准，还需获得政府的认可与大力支持。

4.5　应用效果

4.5.1　医疗成本大数据对医院管理运营的应用效果

1. 医院成本核算的应用效果

医疗成本大数据在医院内部管理的应用与医院成本核算密不可分。医院成本核算结果的最直接效果体现在对不合理医疗费用的控制。医院根据成本核算结果完善目标成本管理，进行成本持续深入分析与跟踪，不断减少不合理的成本支出。

其次，医院成本核算过程本身也是从核算的角度对各个业务系统数据进行检查审核的过程，不断对数据质量、准确性提出要求，可促进各业务部门工作精细化与规范化，包括建立健全物资出入库制度、各种原始记录、内部结算价格、正确归集和分配各种费用等制度，改变过去粗放型管理模式，准确反映医院发展战略管理的要求。管理规范化的结果使医院管理者能掌握更多的基础数据，进一步规范业务，促进管理，形成良性循环。

医疗服务项目成本核算结果可应用于同一医疗服务项目跨科室横向对比，针对差异较大的科室追溯其成本构成，从而达到监管并改善科室运营，有效优化资源配置的运营管理目标。开展病种成本核算，不但能够掌握各病种的收支与资源配置状况，还能够从经济角度辅助优化医院的临床路径。成本核算的结果可用于医院战略的制定、进行绩效考核、预算的编制与支出控制。

北京市某中心医院于 2005 年开始开展成本核算工作，医院成立了成本核算办公室，安排专人负责。经过 2 年多的运行，科室成本核算数据质量逐步提高，医院开始利用科室成本核算结果进行绩效考核、预算的编制与支出控制。2011 年，以三级医院评审为契机，该医院又在科室成本核算的基础上开展了项目成本核算工作。在成本核算的驱动下，该院洗衣房的洗衣数量当年下降 5 000 多人件，首次能源消耗增长低于成本增长。同时，过去临床科室库房会堆积一些医用耗材物品，而现在需要时才去领，所有物品领和支的账都算得清清楚楚。各科室"争人、争设备"盲目抢夺资源的现象明显缓解。该医院通过成本核算成功提高了全员成本意识、建立成本责任制，大幅控制了不合理的费用支出。

2. 医疗成本大数据的应用效果

在医院对成本数据的应用过程中，区域性的成本核算规范至关重要。首先，规范性的成本核算方法可指导医院的成本管理工作，强化医院成本管理水平。更重要的是，只有经过规范化核算的成本数据才具备较强的可比性，才能发挥大数据优势。各医院可根据标准化的区域医疗成本数据，从多维度进行对标分析，找到自身管理存在的问题。HIA 联盟发布的《公立医院成本报告（2015）》为各地区、各类型、各级别的公立医院提供了决策支持，部分数据分析结论如图 4-16～图 4-19 所示。

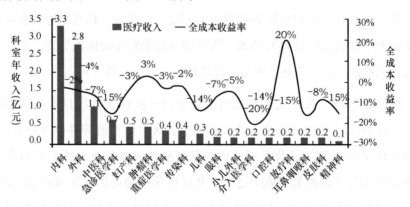

图 4-16　临床服务科室中放疗科的全成本收益率最高

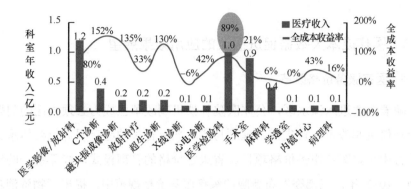

图 4-17 医技（一级）科室中检验科的全成本收益率最高

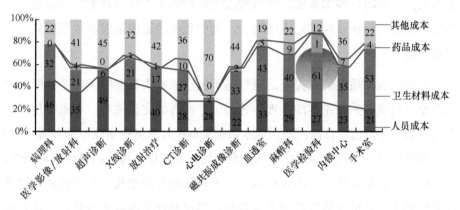

图 4-18 医技科室材料成本偏高，尤其是医学检验科

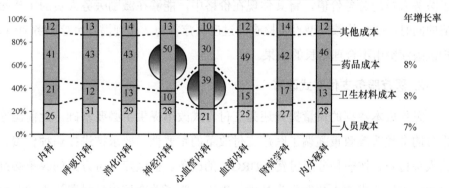

图 4-19 神内科的药品占比与心内科的材料占比高于同类水平

目前，在构建现代医院管理制度成为现阶段医改的一大重点任务的背景下，医疗成本大数据对支撑医院管理提升的作用势必会被更多的医院了解，医疗成本大数据的价值将更加受到重视。

4.5.2　医疗成本大数据促进医改的应用效果展望

1. 医疗服务价格改革

随着医改进入深水区，公立医院补偿机制改革已成为必须直面的问题。医疗补偿机制改革，首先需要理顺与成本严重背离的医疗服务价格体系。中国实行中央定医疗服务价格项目、省级定价格的管理模式，尚无统一的定价模型。2012 年，三部委发布新版的医疗服务价格规范中，提出了物资消耗、基本人力及耗时、技术难度、风险程度等价值因素。尽管许多学者提出不同的定价模型，但在政府实际应用较少，其中重要的原因是成本数据质量存在严重缺陷。

在保证数据质量的前提下，进行基于医疗成本大数据的区域医疗服务价格调整，最直接的效果体现在理顺各类医疗服务的比价关系，着重体现了医务人员的劳务价值。目前，基于成本数据采取医疗服务价格改革的各省（市）经历多轮调整，与此前的医疗价格体系相比，大型设备检查的费用明显降低，而治疗收入、护理收入、床位收入、手术收入的费用增长率有所提升。这样的变化源于准确的区域医疗成本大数据，通过精细化的成本核算，真实反映了医务人员的劳务价值，将其体现在价格中，能够在激励医务人员的工作热情的同时，减少依赖大型设备检查的过度医疗行为，起到提升医疗服务质量、抑制医疗费用不合理增长的效果。

2. 医疗服务支付方式改革

医疗成本数据的质量提升还为支付方式改革提供了必要基础。此前国家出台的多项医改政策强调了医疗支付改革的重要性，要求推进按病种付费、按人头付费、按病种分组付费（DRG）的改革。但医疗支付方式的改革必须以相应维度的成本大数据作为基础。未来，为了改变按项目付费为主的医疗支付模式，医疗成本大数据必将与 DRG 分组等先进理念结合，为医疗支付制度提供更精细的数据支持，从而发挥更重要的价值。

3. 公立医院财政补偿改革

医疗成本数据也是财政补偿的重要依据。在中国公立医院普遍亏损的状况下，财政补偿成为了调节公立医院政策性亏损的重要手段。然而过往的补偿方式限于按医院核定床位的"按床位补偿"与按医院在编人员工资的"按人头补偿"，无法对公立医院真实的亏损情况进行针对性补偿。在医疗成本数据质量成熟的情况下，医院通过成本核算，可向财政部门提供各项目、各病种或各病种分组（DRGs）的真实亏损状况，使得无保本点的项目或病种获得足够的资金补偿。对于财政部门，参考医院成本数据进行补偿决策，将有助于提升财政资金的使用效率。

4. 促进公立医院回归公益本质

在"三医联动"的改革思路下，医疗成本大数据在医院补偿机制改革中的应用也有助于取消药品加成，破除"以药养医"，优化医疗费用的整体结构，改变公立医院依赖药品加成为主的收入方式。此类改革在多地已经实践取得了初步成效。一方面，取消药品加成势必影响公立医院的总体收入；另一方面，医疗费用的整体结构也存在劳务价值不突出的问题。因此，公立医院取消药品加成所减少的部分收入，通过提升体现劳务价值的服务项目价格得以弥补，符合国务院《深化医药卫生体制改革 2016 年重点工作任务》中"总量控制、结构调整、有升有降、逐步到位"的原则，实现"腾笼换鸟"，取得更显著的改革效果。这样的综合改革，必须以区域级的医疗成本大数据为基础，以保证决策的科学性，达到精准控制医疗费用不合理增长的目的。

第 5 章　健康管理大数据应用实践

- ➢ 健康体检大数据分析
- ➢ 慢病管理大数据分析
- ➢ 睡眠大数据分析

5.1　健康体检大数据分析

5.1.1　应用背景

中国慢性病发病率快速提升、亚健康问题日益凸显、癌症发病率与死亡率持续攀升等社会问题推动人们健康意识不断提升，越来越多的人定期接受健康体检。根据国家卫生计生委编写的《2016 中国卫生和计划生育统计年鉴》（2016 年 10 月出版）数据显示，2015 年全国接受健康体检的人数为 3.85 亿人，预计 2016 年健康体检的人数将达到 4 亿人。在为用户提供疾病早期发现服务的同时，健康体检数据的快速增长也为数据的分析与挖掘带来了挑战。

我国的健康体检大数据应用目前尚处于起步阶段，在数据采集、数据格式、数据标准、数据分析方法与工具等方面存在明显不足。随着我国经济发展进入新常态，各路资本纷纷看好大健康产业，健康服务业的发展进入快车道，健康体检大数据如何应用已经被提上重要议事日程。

5.1.2　设计思想与总体框架

为了实现健康体检大数据的分析与挖掘，有必要从体检数据采集汇总阶段就推行标准化的自测问卷与数据格式，最大限度地保证体检数据在录入阶段即成为结构化数据，为后期的大数据分析创造有利条件。

健康体检大数据的分析与应用可以分为面向群体与面向个体两个层面。面向群体的分析可以帮助我们认识具有普遍性的规律，面向个体的分析有助于针对个体提供精准的个性化健康管理服务。

为了保护隐私与信息安全，在健康体检大数据分析之前，有必要进行数据的清洗、脱敏与标准化处理，数据处理的质量高低直接决定了数据分析的准确度。

除了患病率分析等常规的统计分析之外，多因素之间的关联分析将是健康体检大数据分析的核心应用之一。关联分析才能帮我们真正认识和发现数据背后隐藏的巨大价值。

数据分析与挖掘完成后，如何使用数据分析结果成为健康体检大数据应用的重点。基于健康体检大数据的智能化、自动化、精准化、个性化的知识推送与健康管理将成为我们努力的方向。

5.1.3 数据建模与算法优化

1. 数据采集

健康体检大数据主要在以下四个环节产生：健康体检自测问卷、体格检查（身高、体重、腰围、臀围、血压、内外科检查、眼科检查等）、实验室检查（血常规、尿常规、便常规、肝功能、肾功能、血脂、血糖、妇科细胞学检查等）、辅助检查（心电图、X线检查、超声检查等）。

健康体检自测问卷（又称多维度健康体检自测量表或健康风险自测问卷），是中华医学会健康管理学分会《健康体检基本项目专家共识》[40]推荐的标准化问卷，包括健康史、躯体症状、生活方式、精神压力、睡眠健康、健康素养等方面共 87 个具体条目。问卷采用多样化采集方式，包括电子问卷、纸质问卷、面对面问答、远程移动终端等。健康体检自测问卷详见参考文献[41]。

2. 数据清洗

各地体检机构生成的原始数据首先录入本机构所使用的体检信息化管理系统并存储在本机构内的服务器上，其中包括结构化、半结构化、非结构化数据。此类数据将作为最原始资料，必须原封不动地长期保存。后续数据分析需要先从原始数据中有选择地提取相应字段的数据，并进行数据脱敏、清洗与标准化，然后才能进行后续的数据分析与挖掘。

3. 数据关联分析

常规的健康体检数据分析包括：基于年龄、性别、地域分布的某种疾病的患病率分析；各种疾病患病率的排行分析；各种疾病患病率的历史趋势分析；体检套餐项目与费用分析等。

除了上文所述的常规分析之外，健康体检数据还可以进行关联分析。通过诸如相关性分析、随机森林、贝叶斯网络等各类分析工具，可以在各类健康体检数据中选定某项研究指标或病症，比如高血压、冠心病、糖尿病、高血脂、肿瘤等，通过分析此项指标与其他诸多健康体检数据（包括年龄、性别、家族史、生活习惯、精神压力、体重指数、各类实验室检查结果、各类辅助检查结果等）的关联性，发现可能会导致上述指标或病症的相关风险因素，为下一步干预措施的制定提供科学依据。

中华医学会健康管理学分会主任委员武留信主持的"十二五"国家科技支撑计划重点项目《基于健康体检人群的慢病风险因素监测系统与应用示范》[42]，选取 2015 年 1—12 月期间全国各地（东部、南部、西部、北部与中部）8 家健康体检中心的 132 178 例健康体检数据（其中男性占比 59.24%，女性占比 40.76%）进行心血管病风险因素关联分析。健康体检自测问卷采用上文所述的中华医学会健康管理学分会《健康体检基本项目专家共识》[43]推荐的标准化问卷。通过健康体检自测问卷填写结果，将健康体检人群按照是否具有心血管病家族史以及不同的心血管生活习惯（包括理想心血管行为、良好心血管行为、一般心血管行为、不良心血管行为、较差心血管行为五个层级）进行分层。

初步分析显示，具有心血管病家族史且心血管生活行为较差者，心血管病患病率最高（见图 5-1）。

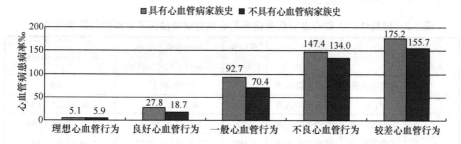

图 5-1　健康体检人群心血管病患病率与心血管病家族史及心血管生活行为之间的关联分析

通过进一步的多因素 Logistic 回归模型分析发现，同时具有心血管病家族史与较差心血管生活行为（出生差+后天表现差）的人群，较不具有心血管病家族史与理想心血管生活行为（出生好+后天表现好）的人群，心血管病患病可能性增加 44 倍（见表 5-1）。

表 5-1　健康体检人群心血管病患病率与心血管生活行为之间的关联强度分析

分层		观察数/人	心血管病患病率/（‰）（95%可信区间）	OR（95%可信区间）
不具有心血管病家族史	理想心血管行为	15 571	2.6（1.8, 3.4）	1.00
	良好心血管行为	31 590	8.6（7.6, 9.7）	3.37（2.42, 4.70）
	一般心血管行为	29 388	36.2（34.1, 38.3）	14.59（10.63, 20.01）
	不良心血管行为	11 111	75.1（70.2, 80.0）	31.51（22.92, 43.32）
	较差心血管行为	2 563	97.2（85.7, 108.6）	41.78（29.84, 58.51）
具有心血管病家族史	理想心血管行为	4 898	2.9（1.4, 4.4）	1.11（0.61, 2.05）
	良好心血管行为	13 047	12.4（10.5, 14.3）	4.88（3.45, 6.91）
	一般心血管行为	15 089	42.0（38.8, 45.2）	17.03（12.36, 23.46）
	不良心血管行为	7 359	76.9（70.8, 83.0）	32.35（23.45, 44.64）
	较差心血管行为	1 958	102.7（89.2, 116.1）	44.42（31.52, 62.59）

按照国家心血管病中心发布的《中国心血管病报告 2015》中得到公认的心血管病九大危险因素（包括高血压、糖尿病、体力活动不足、大气污染、吸烟、血脂异常、超重/肥胖、不合理膳食、代谢综合症）进行进一步的分层分析发现，采用理想心血管行为的人群可弥补家族史及现存危险因素对心血管病风险的影响结果。换句话说，即使具有心血管病家族史及心血管病危险因素，只要采取理想的心血管生活行为方式，就可以有效降低心血管病的患病率。具体结果详见表 5-2。

表 5-2　健康体检人群心血管病患病率与心血管病危险因素之间的关联强度分析

分层			观察数/人	心血管病患病率/（‰）（95%可信区间）	OR（95%可信区间）
不具有心血管病家族史	理想心血管行为	不伴危险因素	76	0（0, 48.1）	1.00
		伴有危险因素	234	4.3（0, 23.8）	1.01（0.99, 1.04）
	良好或一般心血管行为	不伴危险因素	232	8.6（2.4, 30.9）	1.03（0.99, 1.06）
		伴有危险因素	1 193	22.6（15.6, 32.7）	1.36（1.21, 1.52）

（续）

分层		观察数/人	心血管病患病率/（‰）（95%可信区间）	OR（95%可信区间）
不良或较差心血管行为	不伴危险因素	52	19.2（3.4, 101.2）	1.01（0.99, 1.04）
	伴有危险因素	402	62.2（42.5, 90.2）	1.33（1.19, 1.49）
具有心血管病家族史	理想心血管行为 不伴危险因素	77	13.0（2.3, 70.0）	1.01（0.99, 1.04）
	伴有危险因素	247	0（0, 15.3）	—
	良好或一般心血管行为 不伴危险因素	268	0（0, 14.1）	—
	伴有危险因素	1 264	21.4（14.7, 30.9）	1.36（1.21, 1.52）
	不良或较差心血管行为 不伴危险因素	66	0（0, 55.0）	—
	伴有危险因素	467	68.5（49.0, 95.1）	1.42（1.26, 1.61）

针对健康体检人群中新发高血压的多因素 Logistic 回归模型分析发现，应酬情况（在外就餐次数）与电磁辐射暴露为新发高血压危险因素（见表5-3）。

表 5-3　新发高血压多因素 Logistic 回归模型分析

变量	OR	SE	95%可信区间	P 值
年龄	1.61	0.06	1.44～1.81	<0.01
BMI（体重指数）24.0~27.4	2.21	0.13	1.71～2.85	<0.01
BMI（体重指数）≥27.5	5.57	0.16	4.07～7.62	<0.01
应酬情况（在外就餐次数）	1.24	0.09	1.05～1.47	<0.05
肥肉摄入	1.24	0.09	1.05～1.51	<0.05
睡眠时间	1.27	0.1	1.05～1.55	<0.05
电磁辐射暴露	2.35	0.23	1.50～3.67	<0.01

北京医院朱玲教授主持的中国健康促进基金会项目《体检人群糖尿病风险筛查及早期干预多中心研究》[40]，选取 12 718 例健康体检数据（平均年龄在 47.2 岁，男性占比 66.8%，汉族占比 97.2%）进行糖尿病风险因素的随机森林关联分析。健康体检自测问卷为课题组结合国内外研究成果汇总编制而成，并发给每个健康体检用户填写完成。通过随机森林的关联性分析，发现健康体检人群中的糖尿病患病率与收缩压、舒张压、年龄、脂肪肝、体重、体重指数、腰围、既往血糖增高史、甘油三酯等风险因素密切相关（见图 5-2）。

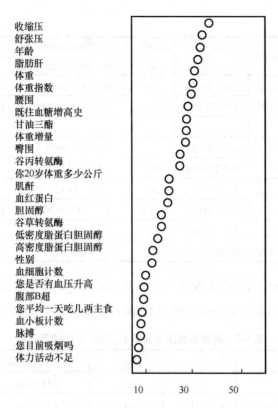

图 5-2　健康体检人群糖尿病风险因素的随机森林关联性分析

如果按照不同年龄进行分层，可以发现不同年龄组（<45 岁、45～65 岁、>65 岁）的健康体检人群中的糖尿病患病率与不同的风险因素密切相关（详见图 5-3）。

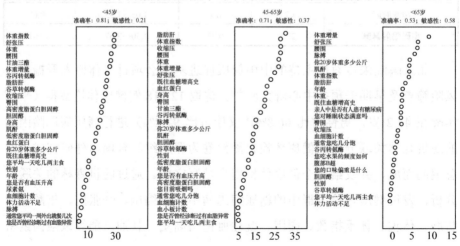

图 5-3　不同年龄健康体检人群糖尿病风险因素的随机森林关联性分析

4. 决策树

数据挖掘领域的数据分类技术有贝叶斯方法、决策树、神经网络等，其中决策树算法是目前在进行数据分析时常用的分类和预测方法。与其他类型的算法相比，决策树算法易于理解、计算量不是很大、速度快、便于生成分类规则并且规则的可理解性强。决策树方法能自动检测并估算出众多自变量之间的交互效应，且不受自变量间多重共线性的影响，还可以更好地应对极值和处理缺失值。

决策树由决策节点（Decision nodes）、分支（Branch）和叶节点（LeafNode）三部分组成，以二叉树或多分支树表示最终分类结果。决策树分析的基本原理为：通过规定的分类条件对整体数据进行分类，产生一个决策节点，并持续依照规则分类，直到数据无法再分类为止。

常用的决策树模型包括 C4.5、C5.0、CHAID、Quest、CART 等多种算法。其中，CART（Classification and Regression Tree）分类回归树[41]，使用 Gini 系数作为判定决策树是否进行分支的依据，并建立二叉决策树分类模型。对连续型数据可以根据不同的阈值来进行划分，确定信息增益最大的划分方式，因此既能处理连续数据又可以处理离散型数据。

广州中医药大学第二附属医院杨志敏团队[43]利用自行研发的《个体身心健康调查量表》，采用决策树 CART 算法建立亚健康状态影响因素模型，对2008 年 5 月至 2009 年 5 月来自华东、华北、华南、西南 9 家体检单位的 7 232例体检人员进行健康状态辨识及其影响因素调查。决策树 CART 算法的参数设置为：树结构最大深度为 5，父节点最小个案数 100，子节点最小个案数50，Gini 系数的最小变化值为 0.0001，在树的增长过程中排除缺失值。对 57个影响因素进行决策树分析，归纳出模型的诊断规则，并采用 10 层交叉验证模型来识别正确率。具体结果如图 5-4 所示。

决策树模型最终确定 17 个属性，分别为中医体质、一般健康状况、消极应对、无特殊应激事件、精神健康、年龄、精力、体育锻炼、婚姻状况、性别、生活作息、健康变化、周围噪音多、生活工作、经济状况、职称、积极应对。该决策树模型共 25 个叶结点，1 表示健康状态（6 个），2表示可疑亚健康状态（6 个），3 表示亚健康状态（13 个），百分比为诊断符合率，带圈数字为诊断规则编号（见图 5-4）（例如：诊断规则②，IF 中医体质=偏颇 AND 一般健康状况=异常 AND 无特殊应激事件=异常 AND 精力=异常 AND 健康变化=异常 THEN 诊断=亚健康状态，诊断符合率为87%）。

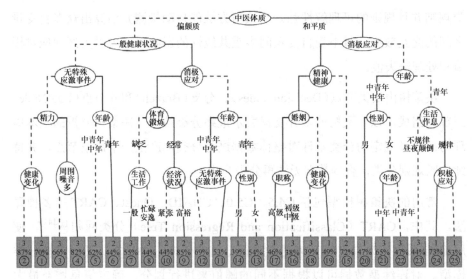

图 5-4　决策树模型

注：虚线为"否/异常"，实线为"是/正常"。1 表示健康状态，2 表示可疑亚健康状态，3表示亚健康状态，百分比为诊断符合率，带圈数字为诊断规则编号。平和质为正常中医体质，偏颇质为异常中医体质（包括：气虚质、阳虚质、阴虚质、瘀血质、痰湿质、湿热质、气郁质、特禀质）

决策树基于大数据，既可以识别疾病的影响因素，又可以归纳出诊断规则，为后续的智能健康评估系统与智能健康知识推送系统的开发提供基础。

5. 个性化推送

当我们获取到健康体检用户的各项化验检查指标以及各种疾病的危险因素后，就可以将每个健康体检用户贴上特定的标签，勾勒出个性化的体检用户画像。同时建立健康知识库与疾病知识库，并将知识库的内容也贴上标签，按照用户标签与知识库标签相匹配的原则，利用计算机后台程序自动向用户进行个性化的知识推送。

健康体检用户画像的勾勒流程按照表 5-4 进行。

表 5-4　健康体检用户画像标签层级

一级分类	二级分类	三级分类	四级分类
人口属性	基本信息	年龄； 性别； 身高； 体重； 民族； 婚姻状况； 文化程度； 职业	40 岁； 男； 1.75 m； 85 kg（BMI=27.8，超重）； 少数民族； 已婚； 硕士； IT 白领
	地理信息	居住城市	沈阳市内
西医属性	生命体征	血压； 脉搏； 呼吸； 体温	160/80 mmHg； 105/min； 18/min； 36.8℃
	内分泌	空腹血糖； 甲状腺激素； 甲状腺结节； 血尿酸	10 mmol/L； 甲功正常； 抗甲状腺抗体高； 多发甲状腺结节； 高尿酸血症/痛风
	循环系统	血脂； 心电图； 经颅多普勒脑血流图； 血流变（血粘度、血沉）； 动脉硬化测评	甘油三酯高； 胆固醇高； 低密度脂蛋白高； 高密度脂蛋白低； 轻度 ST-T 改变； 脑供血不足； 血粘度增加； 轻度动脉硬化
	呼吸系统	胸片； 肺 CT	双肺纹理增强； 肺结节
	消化系统	肝胆超声； 肝功能； 幽门螺杆菌（C14/C13 呼气试验）	脂肪肝； 胆囊慢性炎症改变； ALT 高、AST 高； HBsAg（+）； 幽门螺杆菌（+）
	泌尿	肾； 膀胱； 肾功能； 尿常规	肾结石； 肾囊肿； 肌酐/尿素氮正常； 尿蛋白（-）
	外科	乳腺； 肛肠	乳腺结节； 痔疮（内痔/外痔/混合痔）

（续）

一级分类	二级分类	三级分类	四级分类
	眼耳鼻喉	视力； 听力； 鼻甲； 扁桃体； 咽部	0.8/0.8； 听力正常； 鼻甲肥大（慢性鼻炎）； 扁桃体肥大（慢性扁桃体炎）； 慢性咽炎； 鼾症
	口腔	牙齿； 牙龈	龋齿； 牙周炎； 齿缺失
	妇科	宫颈涂片； HPV（见基因属性）； 子宫； 卵巢	宫颈涂片正常； 子宫肌瘤（女性专项检查）； 卵巢囊肿（女性专项检查）
	肿瘤	肿瘤标志物	AFP 正常； CEA 正常； CA199 正常； CA125 正常
	健康史	现病史； 过敏史； 用药史； 手术史； 月经生育史（女性）	慢性浅表性胃炎、哮喘等现病史； 青霉素等过敏； 降压药、降糖药、降尿酸药、激素类药、安眠药、止痛药、缓解哮喘药等
	其他	血常规； 骨密度	白细胞正常； 红细胞正常； 血小板正常； 血红蛋白偏低； 轻度骨质疏松
中医属性	望闻问切	中医体质	平和质； 气虚质； 阳虚质； 阴虚质； 痰湿质； 湿热质； 血瘀质； 气郁质； 特禀质
基因属性	遗传史	家族史	高血压病、糖尿病、脑卒中、冠心病、心力衰竭等家族史； 肝癌、卵巢癌、乳腺癌等家族史

（续）

一级分类	二级分类	三级分类	四级分类
	基因测序基因芯片	HPV（人乳头瘤病毒）； 高血压基因组遗传分析； 糖尿病基因组遗传分析； 冠心病基因组遗传分析； 肺癌基因组遗传分析； 肝癌基因组遗传分析； 胃癌基因组遗传分析； 食管癌基因组遗传分析； 乳腺癌基因组遗传分析； 结直肠癌基因组遗传分析	HPV（+）（女性专项妇科检查，可对 HPV 分型）； 冠心病遗传基因（+）； 肝癌遗传基因（+）
心理属性	心理信息	生肖； 星座； 血型； 精神压力	兔； 金牛座； B 型； 工作压力大、焦虑； 性格急躁、易情绪激动或生气
社会属性	饮食习惯	三餐是否按时； 饮食口味及偏好； 主食结构； 蛋白摄入量； 水果、蔬菜摄入量； 咖啡及含糖饮料； 应酬情况	不吃早餐； 咸味腌制食品、油炸食品、甜点、零食、快餐、辛辣、肉食、肥肉、动物内脏、海产品； 细粮为主、粗粮为主、肉食为主、素食为主； 动物蛋白、植物蛋白； 应酬多
	其他生活习惯	主动吸烟/被动吸烟； 饮酒； 熬夜； 运动锻炼； 体力劳动强度； 每天坐着的时间； 电磁辐射； 睡眠质量； 工作/生活场所污染	吸烟指数高； 酒精中度依赖； 经常熬夜； 运动少； 长时间坐着； 手机使用时间长； 入睡困难、早醒、多梦、熟睡时间短； 雾霾、噪声、电磁辐射、震动、粉尘、化学污染
	健康素养	健康体检频率； 关心自己的健康状况； 主动获取医疗保健知识； 健康基本知识和理念； 健康基本技能； 身体不适时积极主动就医； 身体不适时自己凭经验买药	体检<1 次/年； 缺乏基本知识和基本技能； 小病扛、大病拖、重病等

举例来说，一位40岁中年男性健康体检用户在接受健康体检与自测问卷调查后，根据各项结果，被贴上如图5-5所示的标签。

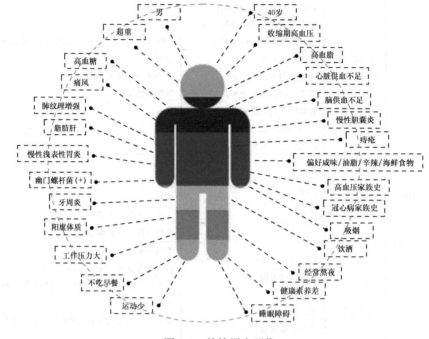

图 5-5　体检用户画像

根据上述标签与用户画像，计算机后台程序根据知识库与决策树，自动向该用户推送以下主题的知识：冠心病、三高（高血压、高血糖、高血脂），医院循环内科就诊系统药物治疗；常备硝酸甘油应急药物；抗幽门螺杆菌治疗；口腔门诊洗牙；戒烟酒；少食咸味、油脂、辛辣、海鲜食物；多运动；减肥；规律作息；坚持吃早餐；改善睡眠；多了解养生保健知识；工作减压；避免生冷食物；避风寒；食疗推荐生姜红糖饮；中药推荐桂枝汤或六味地黄丸。

5.1.4　应用效果

世界卫生组织（WHO）对健康的定义是："生理健康、心理健康、社会适应良好和道德健康。"从这个意义上来说，"健康中国"的完美状态也应该是身体、心理、社会、道德等要素有机结合的共同体，各环节要相互依存、相互促进。如果人们同时具备了这些要素，才可以说是获得了真正的健康。

　　传统的健康体检业务模式往往只重视生理数据的采集，而缺乏健康体检自测问卷的应用，造成对体检用户的健康史、躯体症状、生活方式、精神压力、睡眠健康、健康素养等方面的数据采集不足。另外，传统的健康体检业务模式往往只停留在单次生理数据的采集与评估，而忽视历年数据的趋势比较分析以及检后的个性化健康管理，缺乏全生命周期健康管理的连续性。

　　随着健康体检大数据应用的理念逐渐深入人心，越来越多的医疗机构开始重视并着手开展健康体检大数据的应用。中华医学会健康管理学分会于2014 年 4 月制定了《健康体检自测问卷》并向全国推广。全国统一的标准化《健康体检自测问卷》的普及有助于规范和提高健康体检大数据的质量与完整性，促进各种慢性病的危险因素关联分析，促进精准的个性化健康管理。

　　随着移动及穿戴设备以及手机 APP 的快速发展与普及，以健康体检大数据为核心的全生命周期健康档案，以及在此基础上的智能化、自动化、精准化、个性化的健康管理将变得触手可及。而这一切都离不开健康大数据的研究与应用。

5.2　慢病管理大数据分析

5.2.1　应用背景

我国慢性病增速较快，居民健康面临严峻挑战。目前，我国确诊慢性病患者 2.6 亿人，并且每年以 8.9% 的速度递增。其中，糖尿病患者 1.14 亿，高血压患者 3.3 亿，心脑血管疾病患者超 2 亿。全国居民慢性病死亡率为 533 人 /10 万人，占总死亡人数的 86.6%。心脑血管病、癌症和慢性呼吸系统疾病为主要死因，占总死亡的 79.4%，其中心脑血管病死亡率为 271.8 人/10 万人，癌症死亡率为 144.3 人/10 万人，慢性呼吸系统疾病死亡率为 68 人/10 万人。慢性病已成为我国居民健康的巨大隐患[44]。慢性病的危害主要是造成脑、心、肾等重要脏器的损害，易造成伤残，影响劳动能力和生活质量，且医疗费用极其昂贵，慢性病极大的增加了社会和家庭的经济负担。

慢性病的患病、死亡与经济、社会、人口、行为、环境等因素密切相关。随着人们生活质量和保健水平不断提高，人均预期寿命不断增长，老年人口数量不断增加，我国慢性病患者的基数也在不断扩大；随着医疗服务与水平的提升，慢性病患者的生存期也在不断延长。个人不健康的生活方式，如吸烟、过量饮酒、身体活动不足和高盐、高脂等不健康饮食，是慢性病发生、发展的主要行为危险因素。我国现有吸烟人数超过 3 亿，15 岁以上人群吸烟率为 28.1%，其中男性吸烟率高达 52.9%。2012 年全国 18 岁及以上成人的人均年酒精摄入量为 3 升，饮酒者中有害饮酒率为 9.3%，成人经常锻炼率为 18.7%[45]。综合考虑人口老龄化等社会因素和吸烟等危险因素的现状及变化趋势，我国慢性病的总体防控形势依然严峻，防控工作仍面临着巨大挑战。

如何做好慢病管理与三级预防成为了慢病防控的关键。而在现阶段，医疗资源不足且分布不平衡，以及后续医生教育补给的欠缺，会使医生在做慢病管理服务时流于形式，因此一套智能化慢病管理系统如何去辅助医生做好慢病管理，是值得我们去积极探索的。

5.2.2　设计思路与总体框架

大数据在慢病管理方面的应用，重点在于数据的连续监测与风险评估，并根据不同的情况给予精准的建议与指导，与医生服务相结合可以有效地监控和防治慢病的发生发展，本章仅针对慢病大数据分析方面进行简要阐述，对于慢病管理中的医疗服务（诊断、治疗、康复等）内容暂不涉及。

由于高血压与糖尿病研究相对成熟深入，且垂直服务领域也出现了较多企业进行了市场化运营，在医疗监测数据与健康档案数据方面，基本具备了大数据分析与智能化计算的基础。我们可以基于国家的相关标准、指南与规范，结合专著与专业书籍，结合个体的健康档案基本信息、生活信息、监测数据、医疗数据、社会环境、自然环境、经济状况等信息，构建个体健康数据、人群数据智能算法及服务模型，建立个性化的慢病管理服务系统（以下简称"服务系统"），以及基层（全科）医生日常工作辅助系统，进而搭建人群大数据统计分析平台。

服务系统通过设定的智能算法分析个体健康数据，从运动、饮食、烟酒、心理、康复、用药等多个方面制定管理方案，并与个体状态完成动态化匹配，自动推送至个体或医生工作站。尝试质优价廉、高效安全、标准规范的健康服务，提升服务水平、质量与效率，大幅度节省人力服务成本。通过个体健康水平的量化、动态、可视化展现，对健康数据积累与状态变化进行跟踪分析，个人与人群的对比分析，增强服务体验并提高粘性。

服务系统是一个以数据和技术为驱动，不断迭代升级的系统化工具，该系统的知识库构建过程前期以残缺信息提供健康服务方案，经过信息回馈机制协助医生完善个体的健康档案、慢病随访、日常监测（包括通血压、血糖、血氧、心电、体脂、运动、睡眠等数据）等数据，并促使形成数据流转的良性循环。

5.2.3 数据建模与算法优化

1. 数据采集

数据采集是整个健康管理过程中的首要步骤，也是数据分析的起始点，只有全方位扫描个人健康相关信息、充分地对数据进行挖掘和分析，才能更精准地推送个性化的健康建议。

数据采集需从多个维度进行，包括个人基本信息（姓名、性别、婚姻状况、教育程度）、症状、体征（身高、体重、腰围等）、生活方式（吸烟、饮酒、荤素偏好、锻炼频率、锻炼时间、锻炼强度、早餐习惯、睡眠质量、心理压力等）、家族史、疾病情况、实验室检测信息（血压、血糖、血脂、尿酸、血氧、血常规等）、大型检查（CT、MRI、B超等）。

2. 数据清洗

对采集的数据进行清洗也是非常关键的一步，这一步直接决定了模型的输出是否正确，决定了分析结果的可应用程度，从而会直接影响健康管理的干预效果。

数据清洗主要包括以下几个方面：（1）缺失数据：对缺失的数据进行整理分析，根据该数据字段的重要性和缺失程度来做处理；（2）重复数据：对重复数据予以清除，此步骤看似简单，却也是非常重要的一步，如果没有对重复数据清除，那将会加大未清除部分信息在整个分析过程中的权重，导致分析结果错误；（3）格式整理：按照数据分析时需要的格式进行各字段的格式整理，对于不同的分析方法所要求的数据格式是不同的，例如，检测记录采用短日期格式还是采用时间格式，生活方式信息采用数字类型还是字符类型等；（4）逻辑错误：逻辑错误属于低级但又比较容易忽视的错误，逻辑性的错误会导致系统性的错误，往往会使分析结果发生质的转变；（5）关联性分析：关联性分析可以发现表面上无法找出的错误，同样，也可以根据关联性分析验证数据的有效性。

3. 数据分析

由于实际的计算数据过于复杂，数据分析过程中要考虑各个因素之间的关联影响与因果关系，本次分析选择了血压等级、BMI、吸烟、饮酒、锻炼频率、嗜盐以及睡眠、心理压力等信息，从这些信息中，我们仅从不同的影响因素与血压的关系角度进行分析方法的演示，结果没有参考意义。在真正的项目操作过程中，这个工作量复杂而庞大，需要数据分析师、医学相关人员、软件工程师的紧密配合，从海量数据中挖掘数据价值，而且会随着时间、数据量和维度的不断变化而变化，并没有一个统一固定的结论。

1）相关系数

对实验数据进行相关性分析（见表 5-5），各因素对于血压等级的影响较强，值得做进一步的研究。

表 5-5　各因素对于血压等级的影响

	血压等级	吸烟情况	饮酒情况	锻炼频率	睡眠情况	心理压力情况	嗜盐情况	BMI
血压等级	1							
吸烟情况	0.5639672	1						
饮酒情况	0.4257962	0.3259829	1					
锻炼频率	0.1239161	0.0071687	-0.000834	1				
睡眠情况	0.622873	0.4548106	0.2076831	-0.008085	1			
心理压力情况	0.2834232	0.1899495	0.2252014	0.113615	0.3008954	1		
嗜盐情况	0.2817049	0.1544024	0.1745826	0.0818843	0.2230376	0.23145187	1	
BMI	0.442204	0.2534945	0.1376539	0.1433939	0.2397252	0.01641598	0.1318908	1

2）朴素贝叶斯

朴素贝叶斯分析经常用于分类，找出影响目标的关键影响因素，其算法原理是假设类别之间的不相关。为判定影响高血压的关键因素，对本次实验数据进行朴素贝叶斯分析，具体步骤如下：

第一步：如图 5-6 所示，导入文件。

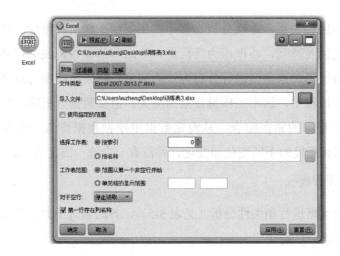

图 5-6　导入相关文件

第二步：设置数据角色，如图 5-7 所示。

设置【是否高血压】为"目标"角色，设置【记录】为"无"，设置其他字段为"输入"角色。

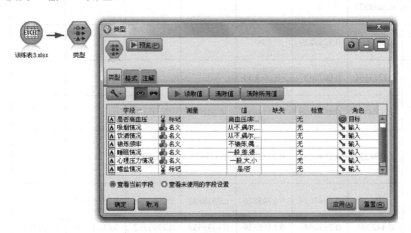

图 5-7　设置数据角色

第三步：建立贝叶斯网络模型（见图 5-8），添加节点（如图 5-9 所示），并运行，结果如图 5-10 所示。

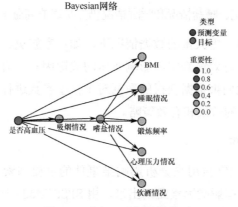

图 5-9　建立贝叶斯网络模型

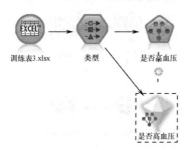

图 5-8　添加节点

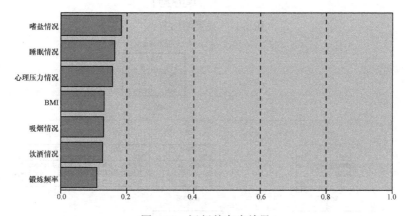

图 5-10　运行并产生结果

从图 5-10 可以得出嗜盐情况、睡眠情况和心理压力情况在影响高血压方面较为重要，但从贝叶斯网络中各因素之间的关联性分析，吸烟情况是嗜盐情况的父节点，嗜盐情况又是 BMI、睡眠情况、锻炼频率、心理压力和饮酒情况的父节点。说明，吸烟情况、嗜盐情况和睡眠情况仍然是影响高血压的最重要因素。

在获得更全面、更大量的数据情况下，如：家族史、年龄、腰围、疾病史等，就可以更加有效地判定出影响血压的关键因素，为后续的健康管理提供支持。同时，我们再根据获得的数据对于模型参数进行不断修正和完善，可以评估血压管理的效果和有效策略。

3）C5.0 决策树

C5.0 决策树也常被用来分析影响某事件的主要因素，通过信息熵的计算，将最主要的一些影响因素甄别出来，用 SPSS Modeler 进行计算，步骤及结果如图 5-11、5-12、5-13 所示：

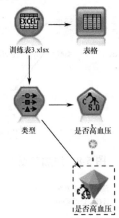

图 5-11　设置增加节点

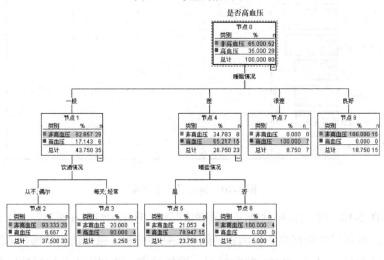

图 5-12　建立 C5.0 决策树模型

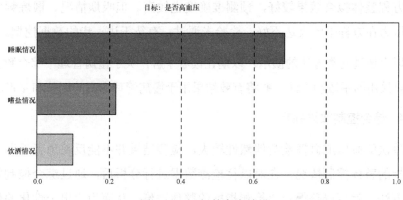

图 5-13　运行并产生结果

通过分析，睡眠情况和嗜盐情况无疑是影响高血压的最重要的因素，与前期的朴素贝叶斯分析结果一致。

4）Logit 回归

Logit 回归可以用来判定用户高血压的概率，以及影响高血压的主要因素，用 SPSS Modeler 进行 Logit 回归，结果如图 5-14 所示。

Pseudo R-Square

Cox and Snell	.726
Nagelkerke	1.000
McFadden	1.000

Parameter Estimates

是否高血压[a]		B	Std. Error	Wald	df	Sig.	Exp(B)	95% Confidence Interval for Exp (B)	
								Lower Bound	Upper Bound
高血压	Intercept	-47.817	4066.458	.000	1	.991			
	[clem_var2_=从不]	-.241	2666.884	.000	1	1.000	.786	.000	[b]
	[clem_var2_=经常]	-64.596	4535.388	.000	1	.989	8.839E-29	.000	[b]
	[clem_var2_=偶尔]	0[c]	.	.	0	.	.	.	.
	[clem_var3_=从不]	-30.977	3025.811	.000	1	.992	3.522E-14	.000	[b]
	[clem_var3_=经常]	35.325	9545.913	.000	1	.997	2.194E+15	.000	[b]
	[clem_var3_=每天]	34.264	4940.963	.000	1	.994	7.599E+14	.000	[b]
	[clem_var3_=偶尔]	0[c]	.	.	0	.	.	.	.
	[clem_var4_=不做饭]	31.490	3038.482	.000	1	.992	4.744E+13	.000	[b]
	[clem_var4_=每天]	-63.965	4722.217	.000	1	.989	1.662E-28	.000	[b]
	[clem_var4_=每周一次以上]	-1.569	3179.686	.000	1	1.000	.208	.000	[b]
	[clem_var4_=偶尔]	0[c]	.	.	0	.	.	.	.
	[clem_var5_=差]	64.007	3673.607	.000	1	.986	6.277E+27	.000	[b]
	[clem_var5_=良差]	224.459	11597.341	.000	1	.985	3.030E+97	.000	[b]
	[clem_var5_=良好]	-33.391	5504.352	.000	1	.995	3.150E-15	.000	[b]
	[clem_var5_=一般]	0[c]	.	.	0	.	.	.	.
	[clem_var6_=大]	.044	3324.253	.000	1	1.000	1.045	.000	[b]
	[clem_var6_=小]	31.738	3282.445	.000	1	.992	6.074E+13	.000	[b]
	[clem_var6_=一般]	0[c]	.	.	0	.	.	.	.
	[clem_var7_=否]	-65.215	5129.177	.000	1	.990	4.759E-29	.000	[b]
	[clem_var7_=是]	0[c]	.	.	0	.	.	.	.
	[clem_var8_=超重]	31.955	2916.749	.000	1	.991	7.545E+13	.000	[b]
	[clem_var8_=肥胖]	63.642	8472.876	.000	1	.994	4.357E+27	.000	[b]
	[clem_var8_=偏瘦]	131.703	.000		1		1.577E+57	1.577E+57	1.577E+57
	[clem_var8_=正常]	0[c]	.	.	0	.	.	.	.

a. The reference category is: 非高血压.

b. Floating point overflow occurred while computing this statistic. Its value is therefore set to system missing.

c. This parameter is set to zero because it is redundant.

图 5-14　Logit 回归分析结果

方程整体拟合效果较好，预测准确度也较高。但吸烟情况、锻炼频率和心理压力在方程中的表达不好，检验未通过，有待于进一步的数据挖掘。

以上通过几类方法的演示，以期让读者了解，关于慢病管理中综合数据处理可以采用的手段和方法，并将有效结果用于慢病管理方案的调整和完善。

4. 综合控制效果判定

单次的血压或血糖检测偶然性较大，检测结果并不能反映患者近期该检测指标的整体控制情况，在对以往检测数据进行分析后，通过综合控制效果判定方法，就可以获得对该检测指标的整体评价，从而为给出个性化的健康管理方案提供参考依据。

综合控制效果判定过程如下：

（1）将健康指标以往每次检测的结果 A_1，A_2，…，A_T 转换成相应的得分 Z_1，Z_2，…，Z_T，其中，$0 \leq Z_T \leq 100$。

（2）假设分布在过去的 L 周中，计算每周的平均分 Z_1，Z_2，…，Z_L。

（3）根据层次分析法设定每周的权重 C_1，C_2，…，C_L。其中，$C_1 + C_2 + \cdots + C_L = 100\%$。

（4）根据每周的权重和每周的平均分得出加权得分。

（5）将 D 对应出相应的整体控制效果等级。

此方法简便易行、应用广泛，避免了采用单次检测结果进行分析的不足，可以更有效地更全面地为健康管理提供依据和支持。同时我们结合回归分析与波动方程，初步判断一段时间内血压的升降趋势、波动效果，由于算法还不够完善，在这里不进行详细阐述。

5.2.4　智能化慢病管理服务

在复杂的数据建模与统计分析之后，我们可以获得群体大数据各类有价值的信息，结合用户本身的健康信息，通过健康管理系统对用户做健康画像，从知识库中匹配相对应的管理方案，通过智能化系统协助医生为患者提供慢病管理服务，将数据价值转化为服务，让慢病患者受益，需要从系统分析向内容服务进行一次升级，在大数据分析基础之上，让智能化系统模拟医学工作人员输出人性化的慢病管理方案。

（1）专业科学的慢病管理

基于循证医学验证的国际国内的标准、规范、指南、教材、专业书籍与专家共识等内容，依据经典的慢病管理理论（数据采集—风险评估—干预管理—评估随访），结合新颖的产品与运营模式，提升被管理者的积极性与主动性，长期连续的数据监测与风险监控，让用户时刻可以体验到自己的数据价值。

（2）个性化的慢病管理

该系统可对慢病信息进行标准化管理、智能化分析并提供个性化慢病管理方案。当用户健康状态或疾病情况发生改变时，慢病管理方案也会随之变化，智能匹配、精准推送，实现慢病监控与促进的动态化、系统化。

（3）人性化的慢病管理

该系统可定期推送专业科学、设计精美、易读易懂的内容产品，融合互联网思维，寓教于乐，将复杂难懂的医学知识与故事、游戏、冒险等情景相结合，让用户可以设身处地地了解到自身慢病与健康的发展方向，可大大提升慢病与健康教育的传播质量与效率。

（4）高效便捷的工作助手

该系统在非诊疗的慢病管理范畴内，可自动化、智能化服务，不需要医生参与。并在风险识别后能够提醒并帮助基层医生完成日常工作，将需要由医生处理的重点患者筛选出来，并输出相应的慢病管理方案，大大降低信息采集时间，提高医生的工作效率，工作模式由被动变主动，使得医患互动变得高效、优质、有保障。

5.2.5　应用效果

（1）大数据分析决策

大数据分析系统可以帮助管理机构进行决策，包括企业、政府机关和事业单位。通过数据分析，可以让管理者轻松地统计慢病患者的数据采集和上传情况，了解人群健康水平的变化以及地域分布，掌控相关工作和任务的考核，进而为管理者在战略制定、资源分布、监管控制等方面提供有价值的信息。

（2）提高效率解放医生

针对医务工作者，系统可以自动化地帮助完成基础类慢病管理服务（如慢病咨询、慢病指导、慢病健康教育等工作），筛选出需要处理的重点人群（有并发症、有药物不良反应、疾病情况控制不良等患者），节省医生工作的时间，将医生解放出来，做更有价值的诊疗服务。智能化服务能使一个医生管理的患者量增加 10~100 倍，而且轻松便捷地管理自己的患者，及时的风险提示减少了医疗风险。

（3）防控慢病更有效

改变了以往慢病管理的模式。对于慢病风险人群或者患病人群，只要通过智能化设备或者传统设备，将数据上传到云平台，即可及时、定时地收到信息通知、风险提示、运动处方、饮食处方、康复方案、用药指导等众多方面的专属慢病与健康知识内容，包括大数据分析的各类结论与个人数据的关系对比等。同时，还可以建立家庭圈子，子女也可用手机远程了解父母的身体状况，更有效地监测和管理自身及家人的健康，这些内容也可以作为医生诊疗服务的依据和参考。通过数据监测不断地评估慢病防控的情况，及时地给予各类指导与提醒，在三级预防体系中，都可承担一个有效的智能助手的角色。经过对近万人的调查，目前这种服务模式的接受度约为 25%，客户粘性 54%，付费意愿为 19%，未来还需要大量数据在客户行为、疾病防控效果方面进行总结分析与效果评价。

5.3　睡眠大数据分析

5.3.1　应用背景

　　人的一生大约有三分之一的时间在睡眠中度过，睡眠是人类不可缺少的基本生命活动之一。睡眠是人体自我休养恢复调节的主动过程，体内管理睡眠和觉醒的神经中枢主动调节内分泌系统和神经系统，使躯体进入低活动状态，但大脑只是换了一个工作方式。睡眠不仅能够使人的全身肌肉、骨骼得到充分休息，也是休息大脑、整合和巩固记忆的重要环节。人们在紧张的学习、工作和生活之后，通过睡眠消除疲劳、恢复体力、增强免疫力、促进生长发育。睡眠还可以帮助人们修复脑细胞、恢复和加强记忆功能。只有保证充足的睡眠时间和高效的睡眠效率，才能保证人们拥有健康的体魄、充沛的精力[46][47][48][49][50]。睡眠的生理作用如图 5-15 所示。

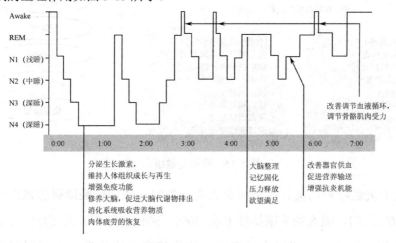

图 5-15　睡眠的生理作用

睡眠质量对人体的身心健康具有重大意义，睡眠质量不好会增加患各种疾病的风险，导致免疫力下降，机体内各系统失衡。睡眠医学研究表明：睡眠与觉醒功能的调节是脑的基本功能之一，许多精神和躯体疾病与睡眠和觉醒功能之间存在密切联系[44]，临床上多种类型的睡眠障碍既可以是独立存在的原发性疾病，也可以继发于某种精神疾病（如抑郁症）或躯体疾病（如胃食管反流、阻塞性睡眠呼吸暂停综合症）。睡眠紊乱与多种疾病，尤其是慢性病（糖尿病、心血管疾病及癌症）的发生与发展息息相关。慢性内科疾病患者往往报告有失眠症状，而失眠人群患各类内科疾病的发生率显著高于非失眠患者[39][43]。

睡眠障碍问题还与心理健康和精神疾病密不可分，尤其是与焦虑障碍、抑郁障碍有很高的共病率[44]。70%～80%的精神障碍患者均报告失眠症状，而大约 50%的失眠患者同时患有一种精神障碍，睡眠障碍与心理和精神疾病往往互为因果关系（见图 5-16）。

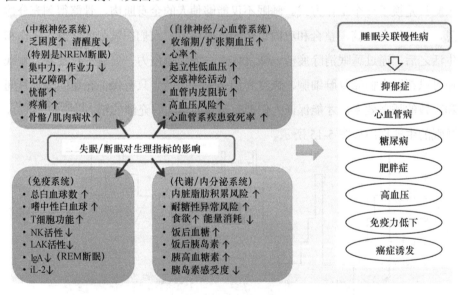

图 5-16　睡眠与健康

关于失眠障碍的流行病学研究表明：失眠症状和失眠障碍的现患率在4%～50%之间，成人的失眠持续率在 30%～60%之间[51]。失眠障碍可导致人的感知、注意力、记忆力、思维、情绪等意志行为发生不同程度的异常，如感知迟钝、注意力不集中、记忆力下降、思维迟缓、易激惹、易冲动等心理异常，甚至可能引起幻觉。患有睡眠障碍的人不仅白天疲倦、嗜睡、注意力分散，记忆力减退、反应能力下降，而且会引起烦躁、焦虑、易怒、抑郁，严重的会引起心理障碍和精神疾病，慢性失眠可造成严重的社会资源消耗、并导致社会经济的损失。乌克兰切尔诺贝利核电站泄漏、美国挑战者号航天飞机失事、伊拉克战争中美军"提神丸"提升战斗力等事件的调查结果，均被证明与睡眠密切相关。睡眠相关疾病如鼾症和阻塞性睡眠呼吸暂停综合症可使人的血氧含量降低，进而损伤血管影响心脏健康、增加冠心病患者死亡风险；难治性高血压与睡眠呼吸障碍存在直接关联；打鼾和睡眠呼吸暂停带来的嗜睡，与交通安全、生产安全密切相关；驾驶人员疲劳驾驶、睡眠不足是导致交通事故的重要原因之一，约有 80%的重大交通事故都与司机睡眠不足、疲劳驾驶有直接关系。睡眠障碍严重影响到生产安全与公共安全[43][48][45]。

卫生经济学研究显示，伴有明显功能损害的失眠综合征造成的经济负担为 5 010 美元/人年，失眠症状为 1 431 美元/人年，而非失眠患者为 421 美元/人年[48]。

世界卫生组织对 14 个国家 25 916 名在基层医疗就诊病人的统计报告显示，21 世纪以来，整个国际社会有睡眠问题的人占 27%，其中美国 32～50%，英国 10%～14%，日本 20%，法国 30%，中国 30%，中国学生 50%。

2014 年 22%的中国人存在严重的睡眠问题，6.4%的中国人有过失眠经历。2015 年严重睡眠问题比例上升到 31.2%，失眠经历者占 16.8%。

2001 年国际精神卫生和神经科学基金会发起了一项全球性的活动，将每年 3 月 21 日定为"世界睡眠日"，以引起人们对睡眠重要性和睡眠质量的关注。中国睡眠研究会于 2016 年 7 月发表文章，主张把睡眠看作血压、脉搏、呼吸、体温之后的第五生命体征。

2016 年 9 月工信部和国家发改委联合印发《智能硬件产业创新发展专项

行动（2016—2018 年）》，文件中给出了发展智能硬件产业的总体思路及行动目标，明确将发展智能穿戴设备、智能医疗健康设备、智能服务机器人、端云一体化协同技术、将健康养老领域、医疗领域等列为未来的重点任务，而在健康养老领域特别指出"发展运动与睡眠数据采集、体征数据实时监测等智能硬件应用服务，提升健康养老服务质量和效率"。该文件包括对移动及穿戴设备的智能硬件发展方向的指引，尤其是对睡眠数据采集的强调是极为及时和正确的。

睡眠医学是 20 世纪 80 年代后兴起的最活跃的交叉医学学科[44]，在欧美发达国家和地区，睡眠监测与治疗已经完全归入到全民医疗范畴，公众对睡眠疾病的认知度以及重视程度都很高。例如，德国的睡眠随访中心就是由医疗保险公司及治疗仪器公司共同建设与运营。欧美国家每年召开睡眠年会，几乎所有的综合性学术刊物均发表大量的睡眠相关论文，睡眠专著出版量大，条件允许的大医院都已设立独立的睡眠医学科，使睡眠医学成型，发展成为独立的一门学科。

相比欧美国家，虽然睡眠医学在我国起步较晚，但发展还是比较快速的。我国的大部分三甲综合医院已逐步设立了睡眠呼吸疾病治疗与睡眠医学专科。但睡眠医学目前属于交叉学科，参与人群比较多但并不特别专业，不能全面进行交流，采取的治疗手段也很有限，与发达国家相比，我国在睡眠学术研究、睡眠监测、睡眠疾病诊断、睡眠问题解决等方面存在一定不足。

最近五年，我国的医疗机构、健康管理机构、产业界和国家政策都对睡眠医疗和睡眠管理领域显示了前所未有的热情和关注。在推进公众睡眠监测和改善服务上，利用移动及穿戴设备监测睡眠、利用大数据技术分析睡眠数据是近几年出现并迅速发展的令人瞩目的新趋势和新动向，利用各种技术原理推出智能睡眠监测手段的企业层出不穷，具有睡眠监测功能的移动及穿戴设备也比比皆是[52]。

对于睡眠领域关注度的高涨，来自于以下四个社会背景和原因：

> 睡眠与健康有高度的关联性，管理睡眠可以有效地管理健康，没有睡眠管理难言有效的健康管理；

> 未来型医疗体系一定是预防性医疗体系，在预防性医疗体系中，生活方式的把握和干预是不可缺少的环节，而睡眠质量本身包含生活信息和身体健康信息，监测睡眠，把握和管理生活方式，对于降低患病风险，发现身体的问题所在极为有效；

> 伴随社会文明的高速发展，现代人的生活节奏明显加快，工作和生活压力加大，人体固有生物节律因光照和噪声干扰的情况增多，随之带来的睡眠质量下降导致的心理及生理疾病越来越多，带来许多社会问题，并造成巨大经济损失。

> 在健康管理和居家养老体系中，居家长期连续测量健康状态和生命体征的价值越来越为人们认知。睡眠这一与健康状态息息相关的生命体征，在过去因为缺少居家测量技术手段而被搁置，随着智能设备技术的迅速发展，低成本、低干扰的居家睡眠监测和记录技术开始成熟，云计算和人工智能技术使自动化的睡眠分析和告警技术成为可能，通过监测和干预睡眠把握健康状态、促进公众健康成为新的健康管理方向。

睡眠医学中常用的诊断方法分为主观和客观两类，主观诊断方法主要为睡眠相关评估量表，客观方法主要有多导睡眠图（PSG）、移动便携式睡眠记录仪、睡眠体动记录仪（如 Actigragy 等）[44][53][48][54]。其中用于睡眠体动记录的设备，伴随着可穿戴技术和智能硬件设备技术的发展，如雨后春笋般地出现，得到了极大的发展。

睡眠体动记录设备的传感原理和产品形态多种多样，比如搭载加速度传感器的佩戴式手环和智能手表类产品，基于形变电缆、光纤、压电薄膜、静电传感、流体的床垫类产品[49]，利用微功率雷达技术的非接触体动记录设备，乃至利用智能手机内置加速传感器的 APP 等。

利用先进的传感器技术和新兴的物联网技术实现睡眠的长期居家监测记录，并利用云计算和大数据技术提取有用信息，对睡眠和健康状态进行解析和评估，用智能硬件产品助力医疗健康事业从疾病治疗向日常化健康管理的重点转移，不仅顺应国际医疗健康体系发展趋势，也为解决我国慢性病患病率居高不下的困境提供了新的工具。

5.3.2 设计思想与总体框架

东软熙康健康科技有限公司（以下简称熙康）在熙康云 PHR+系统的基础上，出于以下考虑建立了睡眠监测云平台数据库：

➢ 睡眠质量与疾病有强关联性，但这种关联性不是唯一和直接的关系，而且关联性尚未定量化，需要长期的数据积累和后期研究建立起相关矩阵，为疾病预防和健康风险评估服务；

➢ 睡眠质量与当日的饮食、生活、工作内容、地理位置、天气和气候条件都有千丝万缕的关系，一次测量并不能准确地把握真正的睡眠质量和睡眠结构，需要一段时间的数据记录，并且要与被测者当日的生活规律或生活日志相结合，以便排除生活环境和当日生活内容等对睡眠结构的影响，分离出身体的内在健康状态对睡眠的影响，以及反过来从睡眠中发现身体健康状态的有用信息。

睡眠监测系统的基本设计思想有以下几点：

（1）数据的来源

真正的睡眠质量评估，数据应该尽量在用户最自然的日常生活状态下，在用户熟悉的环境中取得。自己的家里和自己常睡的床上是监测睡眠最佳的数据采集点，睡眠传感器应该在用户自己常睡床的周边。而且，睡眠数据是一个长期采集，甚至天天采集的过程，任何操作上的复杂性都会给用户带来使用负担，从而终止采集，因而数据采集设备的非扰性和易操作性是极为重要的因素，虽然许多企业开发了基于移动互联网终端设备（手机）的睡眠健康设备，但由于年纪大的人并不能很好地掌握智能健康设备的使用方法，且以手机为代表的移动互联网设备本身相当影响睡眠，熙康设计了不依靠手机也能完成数据采集和数据上传的睡眠传感设备[49]，如图 5-17 所示。

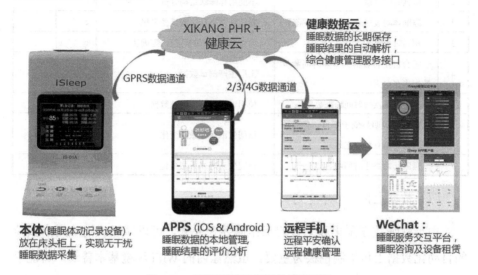

图 5-17　熙康睡眠数据采集管理系统

（2）数据的预筛和清洗

睡眠传感器的数据采集点在家里，以便监测到最真实的睡眠。与设置在机构固定点、有专人管理操作或指导的健康机器不同，家庭用户对传感器的使用方法不熟悉，或不按规定方法测试，且数据采集时无法确认采集过程的合理性，因而存在数据精度偏低，误测率偏高的可能，数据预筛和清洗工作格外重要。数据预筛和清洗在睡眠数据监测设备和云端分两步实现。在设备端主要预筛的有测试时间不足（小于 1 小时）、测试数据异常（睡眠结构明显不合常理，如持续90分钟以上的深睡、整夜体动次数异常）等，在云端需要清洗非用户睡眠监测数据（工厂设备测试数据、用户使用学习数据、初日数据等）。此外，对于用户睡眠日志记录内容与平日有较大差异性时（如过量饮酒和饱食等），也应对数据予以甄别，在睡眠质量评估时不作为正常睡眠结构分析数据使用。睡眠数据部分预筛及清洗规则所表 5-6 所示。

表 5-6　睡眠数据部分预筛及清洗规则

	数据特征	数据不良性质	本地清洗	云端清洗
1	测试时间过短	不能用作睡眠结构分析	○	
2	睡眠体动过多且均匀分布于整夜	测试环境不良，测试受干扰	○	
3	深睡时长过长	测试者有离床的可能，需确认	○	
4	符合特定特征的大量短时间测量数据来在白天	工厂生产测试数据		○
5	一日中多次短时间睡眠数据	使用者学习练习测试数据		○
6	睡眠分数明显低于平日，伴随睡眠日志有饱食暴饮记录	日间生活规律激烈变化		○
7	睡眠起始终止时间明显异于平日	日间生活规律激烈变化		○

（3）数据上传

由于睡眠数据采集和上传的工作需要天天做，可以减轻或消除用户负荷的自动化数据上传机制也极为重要。虽然家内的 WiFi 环境基本普及，智能手机也基本人手一部，熙康依旧采取了更为可靠，更有利于自动化数据上传的 GPRS 模块，由睡眠监测设备直接上传到云，而不借助智能手机和室内 WiFi，以避免手机关机、或卧室关门导致室内无线传播环境恶劣引起的数据上传失败。

由于睡眠质量本身与环境有关，在采集睡眠数据的同时采集睡眠环境数据（温度和湿度），既可以用来研究睡眠环境对睡眠质量的影响，也可以在为用户提供睡眠改善建议时有的放矢。

（4）数据的管理

睡眠数据为个人专属数据，其最终的用途之一应该是用户的全面健康管理，所以睡眠数据的管理须按用户名进行区分，并与其他来源的健康数据互联化。但由于睡眠监测设备多由个人在不同渠道购买，在启动手机 APP 注册用户名时有随意性，所以需要特别的用户管理系统，在提供睡眠解读反馈的服务时，获得用户手机号和真实姓名及身份证号，有利于后期与熙康云的其他健康数据（如体检数据）关联。

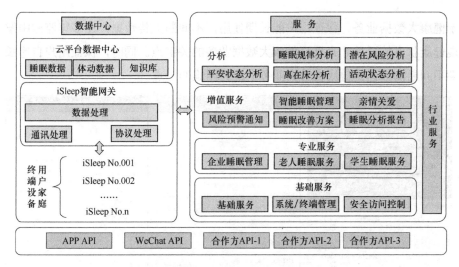

图 5-18　睡眠数据库系统的系统构造示意图

如图 5-18 所示，睡眠数据库系统中的数据中心模块负责接入 iSleep 设备，处理各种与终端设备相关通讯及报文协议，并对数据进行分析并保存到数据库中，同时提供对终端设备的远程管理及配置，支持高并发和高吞吐量数据处理。服务模块中的分析模块负责分析数据，产生有价值的信息，为其他增值服务提供基础数据；增值服务模块负责为用户及家庭成员提供个性化的高级睡眠管理服务；专业服务模块负责为特定有睡眠管理服务人群需求的用户提供专业化服务；基础服务模块负责为运营、终端管理、消息推送提供通用功能的服务；行业服务模块负责为需要提供睡眠数据的行业（如保险行业等）提供睡眠信息。API 接口模块负责为获得服务的客户提供 API 调用。

（5）数据的应用和反馈

从用户处获得的健康数据如果不能及时反馈给用户，使其尽早从中受益或感觉到健康数据提供的好处，则用户会很快放弃健康数据提供。尤其是每天测量的健康数据更是如此。睡眠监测数据也不例外，所以在用户自有的终端上反馈监测结果和分析建议报告十分重要。睡眠监测结果的分析解读和改善建议的最好反馈途径是智能手机 APP 和微信，且应该以喜闻乐见的形式表现，而非生硬的专业用语，在健康管理大数据应用反馈上这一点尤其重要，过于晦涩深奥的解释反而会降低用户的持续使用兴趣。此外，应该有定期的半自动化数据解读评估服务和改善建议，以提高用户的使用价值，增加持续使用的动机。而对于健康大数据业务，保证用户能长期使用，不间断上传数据，在多年监测中发现健康状态的迁移才是展开健康大数据业务的关键点。同时，保证用户自愿长期不间断测量也是健康大数据业务中最为困难的一点。

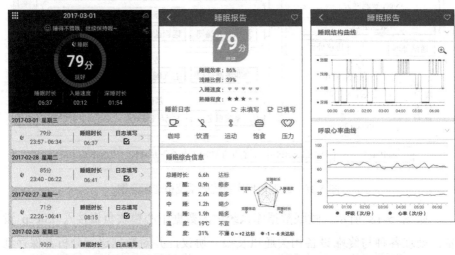

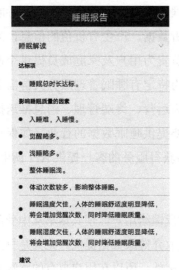

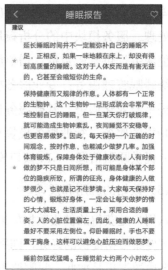

图 5-19　睡眠数据及解读在用户端的反馈

5.3.3　数据建模与算法优化

1. 数据建模

睡眠数据建模中遇到的最大问题是，睡眠医学（睡眠疑难杂症的临床诊断）与健康管理（居家健康管理）对睡眠监测的要求不同，前者需要通过接触的方式获取多导联脑电信号及其他生理参数，如血氧、鼻气流、眼肌电的数据，后者可以通过睡眠体动记录的方式，利用数据模型与特定算法，推算睡眠作息、睡眠结构、睡眠质量。

具体来说，在睡眠临床医学中遇到的主要问题有四类：第一类是呼吸暂停症，其判定需要测量睡眠中的血氧（SPO_2）的变化，根据低通气指数（AHI）判定是否有阻塞性睡眠呼吸暂停（OSAS）；第二类是中枢性睡眠障碍，如发作性睡病、嗜睡、Kleins-evin 病；第三类是异态睡眠（主要为RBD，即快速眼动期的行为障碍，如睡行症、睡惊症、睡瘫症等），此类睡眠疾病的诊断需要监测脑电波和眼肌电，必须要佩戴电极；第四类是神经系统及精神疾病相关睡眠障碍，其诊断也采用睡眠问卷，如匹兹堡睡眠质量指数量表（PSQI）、阿森斯失眠量表（AIS）等，此外还有一些其他睡眠疾病，如不宁腿、周期性腿动等，均依靠多导联睡眠监测装置（PSG）测试完成诊断[43][44][50]。而对于健康管理中的睡眠监测，尚未有数据标准，需要我们探索性地建立。

熙康的睡眠监测中，将睡眠分为觉醒、浅睡、中睡、深睡四个阶段。根据传感器探测到的人体体动，对整夜睡眠进行分期，得到类似于脑电分期的睡眠结构图，分期的算法开发在 PSG 的对比修正中完成。

为评价睡眠质量，按以下四个维度进行睡眠评估：

➢ 睡眠结构（包括入睡经时、深睡、中睡、浅睡、觉醒时长、睡眠总时长、体动次数、深睡分布、睡眠周期性等）；
➢ 睡眠心理（入睡所花时间、闹钟响前的睡眠状态）；
➢ 睡眠习惯（睡眠总时长、始睡时间变动）；
➢ 睡眠环境（室内温度、室内湿度）。

睡眠传感器对人体体动和睡眠环境同步采集，在完成睡眠后根据体动对睡眠分期，为此设计睡眠数据的数据结构如图 5-20 所示。

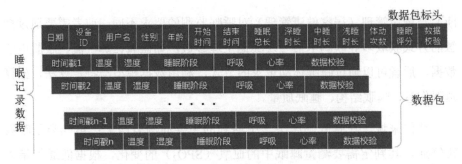

图 5-20　睡眠记录数据构造

2. 睡眠评价参数的定义

睡眠数据中各参数之间有相互耦合关联的关系，处理所有参数将导致运算量无意义地增加，同时，睡眠数据中的各参数几乎没有独立的参数，也没有完全可以二次导出的参数，因此，选用几个独立性相对较高的参数，作为评价睡眠的主要参数应用于健康管理中。我们的数据分析系统对睡眠质量评价抽取的主要参数及定义如表 5-7 所示。

表 5-7　睡眠质量评价维度的用语定义

项　　　目	用　语　定　义	判　　　定
入睡经时	由 iSleep 非接触睡眠仪测量的，从按下测试键到进入熟睡的时间。其中熟睡的定义为 iSleep 基准的深睡或持续 9 分钟的中睡	iSleep 自动测量，数据解析程序算出
睡眠周期最大深睡时长	由 iSleep 非接触睡眠仪测量的睡眠曲线中，最长两个睡眠周期的平均深睡时长	iSleep 自动测量，数据解析程序算出
体动次数	由 iSleep 非接触睡眠仪测量到的满足所定基准的较大幅度的体动	iSleep 自动测量给出
熟睡系数	熟睡系数 $\alpha=（T_m/2+T_d）/T_0$ T_m 为由 iSleep 睡眠仪测量到的中睡时间总和； T_d 为由 iSleep 睡眠仪测量到的深睡时间总和； T_0 为由 iSleep 开始测量到结束测量的总时间	iSleep 自动测量，数据解析程序算出
睡眠整体结构类型	基于大人群睡眠数据归纳的睡眠类型 A）左向勺型 B）右向勺型 C）V 字型 D）W 字型 E）深一字型 F）其他类型	iSleep 自动测量，数据解析程序算出
睡眠周期性	由 iSleep 非接触睡眠仪测量到的睡眠曲线所呈现出来的睡眠周期性的均匀性及分布	由 AI 基于睡眠监测结果自动判定

由于睡眠监测反映出的数据结果仅仅是表象结果，这些结果对健康管理并没有直接指导意义，所以需要根据上述监测结果推算出与睡眠相关的身体内在因素，以便在最终的健康管理中给出恰当的干预建议。根据睡眠生理的机制，得到影响睡眠质量的主要外因和睡眠结构表象之间的逻辑关系（如图5-21 所示）。

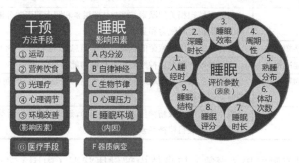

图 5-21　睡眠健康管理的逻辑

由于器质性病变引起的睡眠疾病，其表象多种多样，且往往难以通过生活方式的改变而改善，需要借助药物、手术、呼吸机、特殊理疗等医疗手段，故将其单独列出，划归医疗行为的范畴。如图 5-22 所示，在睡眠管理中占睡眠障碍 75%的心理性睡眠障碍，加上药物饮食和环境因素导致的睡眠障碍，约 90%的睡眠障碍可以通过居家睡眠健康管理得到改善[48]。

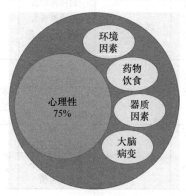

图 5-22　睡眠障碍类型的分布

抽取睡眠监测数据（表象）中的几个关键参数，进行监测结果与身体内因的相关性分析，得到影响睡眠质量的身体内因，进而通过改善睡眠环境、饮食、运动、户外活动和自我心理调节来改善睡眠，是睡眠数据分析和睡眠大数据应用的重要而又具有挑战性的尝试。

为此根据睡眠机制，选择几个与睡眠结构最为相关的身体内因指标，如表 5-8 所示。

表 5-8   睡眠质量的影响因素用语定义

项　　目	用　语　定　义
内分泌水平	与睡眠结构相关的激素，特别是褪黑素和肾上腺素的分泌水平，这两种激素的分泌决定睡眠力和觉醒力
身体疲劳自我感知能力	身体感知到机体疲劳的程度，并将信息反馈给自律神经的能力
自律神经活动健康程度	交感神经和副交感神经对机体控制的能力与合理性
作息时间与生物节律吻合度	被测人的睡觉及起床时间与体内生物钟控制的适睡时间和唤醒时机之间的时间吻合程度
心理压力指数	由于工作压力或精神压力和心理压力，造成交感神经活动度升高或睡眠机制受阻或前述自律神经紊乱的程度

对于睡眠监测结果（表象）与身体内部健康状况（内因）之间的相关性，建立数据相关交叉关系表（见表 5-9）。

表 5-9   睡眠质量的影响因素与睡眠质量评价维度的交叉关系

项　　目	内分泌水平	身体疲劳自我感知能力	自律神经活动健康程度	作息与生物节律吻合度	心理压力指数
入睡经时	内分泌良好则入睡经时短	自我感知能力强则入睡经时短	自律神经活动健康则入睡经时短	吻合度高则入睡经时短	压力指数低则入睡经时短
睡眠周期最大深睡时长	内分泌良好则最大深睡时长长，但不超过异常值	弱关联	自律神经活动健康则最大深睡时长长，但不超过异常值	弱关联	压力指数低则最大深睡时长长，但不超过异常值
体动次数	内分泌良好则体动次数在合理范围内	弱关联	自律神经活动健康则体动次数在合理范围内	吻合度高则体动次数在合理范围内	压力指数低则体动次数少
熟睡系数	内分泌良好则熟睡系数高，但不超过异常值	弱关联	自律神经活动健康则熟睡系数高，但不超过异常值	吻合度高则熟睡系数高，但不超过异常值	压力指数低则熟睡系数高，但不超过异常值
睡眠整体结构类型	内分泌良好则睡眠整体结构为左向勺型	弱关联	弱关联	吻合度高则睡眠整体结构为左向勺型	弱关联
睡眠周期性及节奏感	弱关联	自我感知能力强则睡眠周期均匀，起伏节奏感强	自律神经活动健康则睡眠周期均匀，起伏节奏感强	弱关联	弱关联

先按表 5-10 对睡眠数据进行归一化处理，把各指标转换为 1～5 分制。

表 5-10　睡眠质量评价维度归一化量化表

	评分基准	5 分	4 分	3 分	2 分	1 分	0 分
X1	入睡经时 /min	<9（含）	9～12（含）	12～18（含）	18～27（含）	27～39（含）	>39
X2	睡眠周期最大深睡时长 /min	>50（含）	50～45（含）	45～35（含）	35～25（含）	25～15（含）	<15
X3	体动次数/次	8~11	6～7 12～13	4～5 14～15	2～3 16～18	1～0 19～24	>25
X4	熟睡系数	>0.5	0.5（含）～0.4	0.4（含）～0.25	0.25(含)～0.15	0.15(含)～0.10	<0.10（含）
X5	睡眠整体结构类型	左向勺型	深一字型	V 型	W 型	右向勺型	一字浅型
X6	睡眠周期性及节奏感	4~6 周期，周期均匀清晰，节奏感强	3~4 周期，周期清晰，节奏感强	2~3 周期，周期清晰，节奏感强	1~2 周期，周期不清晰，或节奏感弱	周期不清晰，节奏感弱	无明显睡眠周期

然后制定影响睡眠质量的内因和表象参数之间的表格 5-11（初期按睡眠医学知识及睡眠管理经验主观制定）。

表 5-11　影响睡眠质量各因素的健康指数推算加权表

	项目	Y1 内分泌水平	Y2 身体疲劳自我感知能力	Y3 自律神经活动健康程度	Y4 睡眠作息与生物节律吻合度	Y5 心理压力指数
X1	入睡经时	3	4	3	4	3
X2	睡眠周期最大深睡时长	3	1	2	1	2
X3	体动次数	1	1	1	2	2
X4	熟睡系数	2	1	1	2	2
X6	睡眠周期性及节奏感	1	3	3	1	1

由表 5-11 得到如下睡眠健康因素评价计算矩阵：

$$\begin{bmatrix} Y1 \\ Y2 \\ Y3 \\ Y4 \\ Y5 \end{bmatrix} = \begin{bmatrix} 3 & 3 & 1 & 2 & 1 \\ 4 & 1 & 1 & 1 & 3 \\ 3 & 2 & 1 & 1 & 3 \\ 4 & 1 & 2 & 2 & 1 \\ 3 & 2 & 2 & 2 & 1 \end{bmatrix} \begin{bmatrix} X1 \\ X2 \\ X3 \\ X4 \\ X6 \end{bmatrix}$$

图 5-23　睡眠健康因素评价计算矩阵

按上述计算矩阵及对睡眠结构的人工判读，评价用户的睡眠健康及风险。

3. 创新点

（1）将睡眠监测数据与健康信息进行关联性分析

在本睡眠监测及数据处理系统中，首次实施了内因与表象的关联分析，这一关联关系以转换矩阵的形式公式化，可以由云计算系统自动快速评价睡眠健康风险，大大提高了睡眠数据的使用价值。转换矩阵的合理性由大数据计算不断优化，并借助睡眠临床医学的手段（直接测量内因和睡眠参数），对矩阵进行合理化修正。

（2）能够同时获得睡眠结构与睡眠环境参数

由于睡眠环境本身影响睡眠，同步采集睡眠环境数据变得重要。本系统监测睡眠时的室内温度和湿度等环境数据除了评价睡眠环境质量本身外，也用于数据修正和清洗，以区分身体内因和环境对睡眠结构的影响。

（3）建立睡眠评价体系

目前临床上尚无客观定量评价睡眠质量（基本是 PSQI，即匹兹堡睡眠质量调查问卷）的技术手段，本系统首次建立了睡眠质量的评价体系。该系统结合云存储和云计算技术，可以直接将评价结果和睡眠解读报告发至用户个人终端，极大地提高了用户的使用价值感，实现了良好的用户使用粘性。

（4）发现并建立了睡眠结构基本类型

通过对大量睡眠数据的分析解读发现，睡眠可以分为几种基本类型，代表不同的身体健康状况，睡眠基本类型的发现和模型建立极大地促进了居家睡眠健康管理、睡眠解读服务的标准化与解读服务的推广。典型睡眠类型可以分为 5 种（如图 5-24 所示）。

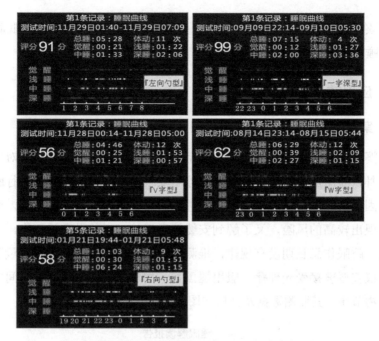

图 5-24　iSleep 监测到的典型睡眠结构类型

健康成年人的优质睡眠（左向勺型）的特点为：入睡快，6～12 分钟内迅速入睡；深睡期长，前深后浅的"左向勺型"分布；睡眠周期节奏明显，分布均匀，逐渐趋短；睡眠体动次数适当（6～11 次），主要出现在睡眠后期；睡眠时长 6.5～8 小时，自然睡醒。

身体活力欠佳的睡眠（一字深型）的特点为：入睡快，6～12 分钟内迅速入睡；深睡期长，前后均深"深一字型"分布；睡眠周期节奏明显，分布均匀，逐渐均一；睡眠体动次数偏少（少于 6～8 次）；睡眠时长偏长，睡后满足感强。

过劳状态的睡眠（V 字型）的特点为：入睡慢，需 30 分钟以上；深睡期少，前后均浅的"V 字型"分布；睡眠周期数少，分布不均匀；睡眠体动次数偏多，出现在睡眠前后期；睡眠时长偏短，睡不实，睡不长。

压力大或抑郁倾向的睡眠（W 字型）的特点为：入睡慢，需 20 分钟以上，有入睡反跳；深睡为前后深，中间浅的"W 字型"分布；睡眠周期数少，深睡持续时长短；睡眠体动多，睡眠整夜均出现；实睡时长短，浅睡多，睡后不清爽。

失眠症及生物钟紊乱的睡眠（右向勺型）的特点为：入睡慢，需 45 分钟以上，有入睡反跳；深睡为前浅后深的"右向勺型"分布；睡眠周期不明显，节奏感弱，分布紊乱；睡眠体动多，睡眠前期和中期多；睡眠时长不定，深睡持续时长短。

5.3.4 应用效果

1. 案例一 安婆婆的睡眠问题发现

安婆婆自述长期有睡眠问题，服用了一段时间安眠药，但本人对安眠药抵触，且认为服药的效果不好，因而停用安眠药。在利用本系统进行睡眠监测和内因分析时，发现安婆婆的自律神经和内分泌的评价基本正常，而生物节律呈现出较高的风险，又了解到安婆婆已退休，以前做审计工作，经常加班晚睡，睡眠作息长期没有规律，推测是生物节律紊乱导致睡眠质量下降。因而建议安婆婆接受光理疗，服用褪黑素，增加早上的户外活动时间以重新建立生物节律。其监测数据及分析如图 5-25～图 5-32 所示。

睡眠解读报告

姓名	安婆婆
性别	女
年龄/岁	56
身高/cm	159
体重/Kg	51
出生年月日	N/A
地域	沈阳
职业	退休在家

图 5-25 睡眠报告基本信息

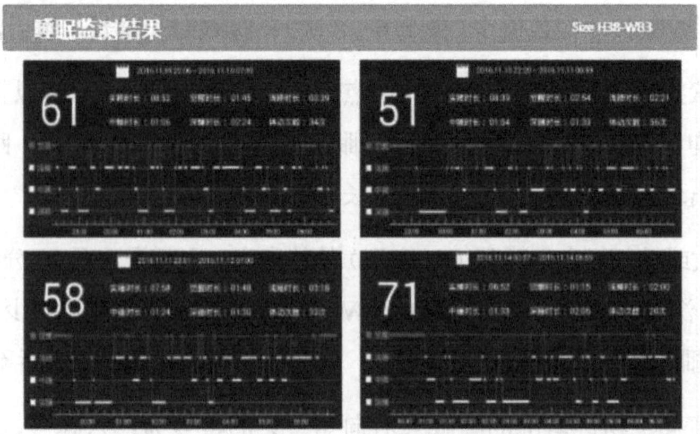

图 5-26 睡眠监测结果

睡眠监测结果统计						
	睡眠评价维度	平均	11-09	11-10	11-11	11-14
1	睡眠评分 /分	60.3	61	51	58	71
2	睡眠总时长 /h	8.1	8:53	8:39	7:58	6:52
3	入睡经时 /min	41.3	18	54	39	54
4	入睡波折 /次	0	0	0	0	0
5	睡眠效率（熟睡系数）	0.33	0.33	0.29	0.28	0.42
6	第一深睡期长 /min	26.25	15	45	30	15
7	体动次数 /次	35.8	34	56	33	20
8	睡眠周期性	较均匀周期性	不均匀周期性	均匀周期性	均匀周期性	不均匀周期性
9	睡眠结构（熟睡分布）	左向勺型	一字浅型	左向勺型	左向勺型	左向勺型

图 5-27　睡眠监测结果统计

睡眠年龄评估	
1	实际年龄（岁）	56
2	睡眠年龄（岁）	53.7

图 5-28　睡眠年龄评估

睡眠参数解析				评价分级：理想　满意　正常　欠佳　较差	
	睡眠评价维度	监测结果（平均）	评价	标准（55-65岁）	详细说明
1	睡眠评分 /分	60.3	欠佳	75~99	综合判定结果为『欠佳』，需要睡眠管理
2	睡眠时长 /h	8.1	正常	6.5~7.5	总睡眠时长略长，推荐睡眠时长为（6.5~7.5）区间内，统计研究表明这一睡眠时长的人寿命最长
3	入睡经时 /min	41.3	较差	< 21	入睡速度慢，显示入睡障碍
4	入睡波折	0	理想	0~3次	基本直接入睡，无入睡反复
5	睡眠效率（熟睡系数）	0.33	正常	> 0.3	平均熟睡系数为 0.33，为正常水平
6	第一深睡时长 /min	26.25	欠佳	> 30	第一睡眠周期深睡期时长略短。第一深睡期与成长激素分泌水平紧密相关，影响肌体疲劳恢复、身体新陈代谢、受损细胞修复和免疫力维持，请改善生活方式、强化睡眠管理、或向健康顾问咨询
7	体动次数 /次	35.8	较差	6~13	睡眠中的大体动次数过高，以入睡期最多，睡眠前期和睡眠中期也可见。显示睡前大脑神经活跃度高，整体睡眠浅，有多梦多动感受，难以保证足够深度睡眠，不利身体的休养和恢复
8	睡眠周期性	较均匀周期性	满意	周期明显	睡眠周期型明显，分布均匀度可接受，显示正常的自律神经调节能力
9	睡眠结构（熟睡分布）	左向勺型	满意	左向勺型	以左向勺型睡眠结构为主，显示睡眠相关内分泌中觉醒机制正常

图 5-29　睡眠参数解析

睡眠解读结论
一、睡眠指标正常项：
1　睡眠总睡时长接近正常，请继续保持，或略简短在床时间
2　入睡无入睡波折，可以直接入睡，显示睡眠力基本正常。
3　熟睡程度处于同年龄段正常水平，身体可以得到基本休养。
4　睡眠周期性和熟睡分布均处于正常水平。
二、睡眠指标异常项：
1　入睡经时过长，结合入睡无波折，推测生物节律有一定障碍。
2　睡眠体动过多，主要在入睡阶段，睡中也有体动过多的现象，显示一定的睡眠力下降。
3　第一睡眠周期深度期略短，显示身体技能下降略快。

图 5-30　睡眠解读结论

睡眠健康评估		
序号	项目	评估
1	睡眠内分泌	略低于同年龄段平均水平，显示身体的老化速度略快 **建议：** 加强睡眠管理以减缓身体衰老的速度，同时适当补充一些功能食品，详细请咨询睡眠健康调整及管理机构
2	自律神经	基本正常 **建议：** 尝试休脑疗法、安神助眠运动，以进一步改善睡眠 详细请接受睡眠健康调整及管理机构指导
3	睡眠作息与生物节律吻合度	生物节律紊乱的可能性较大，急需对症改善 **建议：** 做助眠光疗法，改善生活方式，服用一些有助于调节生物节律的功能食品。详细请接受睡眠健康调整及管理机构指导
4	心理压力积累	有一定心理压力积累，但四天的睡眠结构变化趋势显示压力逐渐得到释放，可强化自我调节，继续改善 **建议：** 做一些减压调节活动，如睡前呼吸调整，白天心理暗示等。详细请接受睡眠健康调整及管理机构指导

图 5-31　睡眠健康评估

睡眠改善建议		
序号	项目	内　容
1	理疗	每日早上7：00-9：00 之间用 PEGASI 蓝光眼镜做 25 分钟理疗
2	运动	每日：无论前晚睡得如何，早上7：00 按时起床 　　上午9：00 --11：00 做 30～60 分钟户外散步 　　下午3：00 -- 4：30 做 30～60 分钟有氧运动 　　（有氧运动推荐户外慢跑或快步走，请咨询睡眠运动教练。） 周末：推荐一周或两周爬山 1 次 睡前：泡脚 10～15 分，泡脚时注意力放在脚在水里的感觉上 　　10：30　10～15 分钟休脑减压运动（方法见附件） 　　10：45　5～10 分钟助睡呼吸运动（方法见附件） 　　11：00 上床，团眠做一些助眠心理暗示（方法见附件）
3	饮食	早上：豆浆或牛奶，全麦面包，或燕麦片，并补充复合维生素 B 族，及叶酸 中午：肉菜搭配匀匀的食谱，含瘦肉，一周三次含蛋餐谱 下午：适量坚果，或大枣，枸杞 晚餐：每日豆制品，含黄色与绿色蔬菜，瘦肉，海带或海藻，菌类食谱 　　一周三次以上含蛋，肝，心，鱼食谱；戒酒，茶，咖啡，产气食物。 　　适量水果，主食米饭。饭后适量葵花籽 晚间：PM8：30-9：30 间 一勺蜂蜜化水喝，褪黑素一粒
4	环境	光：晚上客厅减光，避免荧光灯或白色 LED 灯，卧室微弱暖色光，遮光窗帘 床：柔软舒适床铺及枕头，忌有异味胶绵枕头，或有霉味被子床单 室：室温保持在 20～24℃，湿度保持在45～65%

图 5-32　睡眠改善建议

睡眠数据采集系统及数据分析系统在这个案例里发挥了极大的作用。安婆婆在接受睡眠改善指导后睡眠质量开始好转，本人反馈良好，自述睡眠的确得到了改善。

2. 案例二　痴呆老人的案例

随着老龄化社会的到来，老年痴呆症患者大幅度增加。由图 5-33 可知，在老年痴呆症患者中，阿尔茨海默病（AD）患者占大多数[51]。

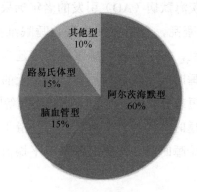

图 5-33　痴呆症患者的病因分布

大数据显示，阿尔茨海默型痴呆症患者，由于其视交叉上核变性损伤、基底前脑胆碱能神经元丢失、松果体区褪黑素及其受体的改变等、在其逐渐走向痴呆的过程中会出现时间认知度下降和睡眠紊乱、睡眠时相后移的现象[44][55]（见图 5-34）。

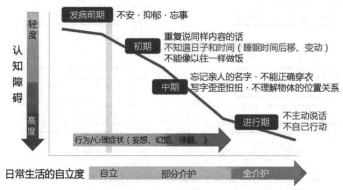

图 5-34　阿尔茨海默型痴呆症的演变阶段

通过长期睡眠监测把握睡眠时相的长期迁移趋势，及时发现阿尔茨海默病的潜在患者或对其进行初筛，并在发病后通过睡眠趋势变化预告把握病情的变化，运用这种有效手段完成的工作特别适合于面向健康管理和居家养老的云存储和大数据计算技术。

如图 5-35 所示，类型 A 为正常健康人的睡眠长期记录。从图中可以看出，正常人的睡眠，虽然其始睡时间和终睡时间每天有变化，但其长期平滑平均值基本是直线，即在一个大约固定的时间前后等幅摇摆。类型 B 为开始出现老年痴呆症时的睡眠长期记录。从图中可以看出，对于部分老年痴呆症患者，如阿尔茨海默病（AD）引发的老年痴呆症，伴随老年痴呆症的发病，会出现睡眠紊乱，包括夜间失眠、睡眠维持困难和日间过度思睡，以及昼夜节律紊乱，表现为夜间睡眠时相迟延等。此时对昼夜的感觉开始混乱，始睡和终睡时间不仅逐渐后移，且每天的变化较正常人大，有时会出现睡眠时间过短或过长，甚至白天嗜睡不起等[44]。该人群的睡眠，不仅其始睡时间和终睡时间的经日变化较大、平滑平均值起伏变化较大，且往往伴随发病，其始睡时间和终睡时间平滑平均值会出现一个逐渐推迟的总体趋势。

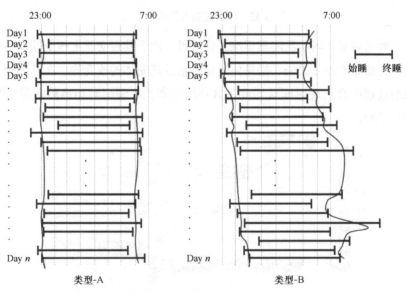

图 5-35　阿尔茨海默型痴呆症的睡眠时间迁移大数据研究

在老龄化社会到来之际，发现老年痴呆症患者、把握老年痴呆症患者的发病和健康状态，及时给予介护支援，为老人佩戴定位设备，防止走失等，对于社会安定和提高人民幸福感非常必要。而居家睡眠数据采集和云存储及大数据计算技术为确定老人关爱介入的时机提供了有益的参考。

3. 案例三 精神压力分析

信息化社会的到来极大地提高了人们的工作效率，但从事 IT 事业的人本身又因为快节奏的原因，精神压力普遍较大，不少人因此得了抑郁症，并有相当高的自杀发生率。抑郁症患者往往伴随严重的睡眠障碍，睡眠障碍实际上是自杀的最主要原因之一。管理好从事IT、律师、警察、医生、高级干部、企业高管等职业的高压人群的睡眠可以成为解决这一社会问题的有效手段。

本案例是一个典型的精神压力过大的案例，该案例的监测数据及分析结果如图 5-36～5-43 所示。

睡眠解读报告

姓 名	×××
昵 称	×××
性 别	男
年 龄/岁	46
身 高/cm	170
体 重/Kg	70
劳动强度	轻体力劳动
运动习惯	平均每天超过 30 分钟
职 业	IT 企业高管

图 5-36 睡眠报告解读

第一部分 周睡眠分析与解读

睡眠监测结果统计						
序号	睡眠评价维度	平均值	11-18	11-20	11-21	11-22	11-23
1	睡眠评分 /分	52	40	45	63	54	59
2	睡眠总时长 / h	7.3	7.8	8.4	7	6.8	6.7
3	入睡经时 / min	54	87	87	21	45	30
4	入睡波折 /次	4	1	6	4	6	1
5	睡眠效率（熟睡系数）	0.26	0.18	0.27	0.28	0.3	0.29
6	第一深睡期长 / min	28	12	18	24	51	33
7	体动次数 / 次	39	57	37	30	41	28
8	睡眠周期性	较均匀周期性明显	较均匀周期性明显	较均匀周期性明显	较均匀周期性明显	不均匀周期性不明显	较均匀周期性明显
9	睡眠结构（熟睡分布）	右向勺型	右向勺型	右向勺型	右向勺型	右向勺型	左向勺型

图 5-37 睡眠监测结果统计

睡眠年龄评估		
1	实际年龄（岁）	4.6
2	睡眠年龄（岁）	53.4

图 5-38　睡眠年龄评估

睡眠参数解析				评价分数：理想　满意　正常　欠佳　较差
睡眠评价维度	监测结果（平均）	评价	标准（45~55岁）	详细说明
1	睡眠评分/分	52	欠佳	80~99	综合判定结果为「欠佳」，在大人群中低于中间水平，但睡眠质量的好坏，还需要对睡眠结构进行进一步深度精细分析
2	睡眠时长/h	73	正常	6.5~7.5	总睡时长「理想」，在最佳睡眠时长（6.5~7.5）区间内，统计研究表明这一睡眠时长的人寿命最长

图 5-39　睡眠参数解析-1

3	入睡经时/min	54	较差	<18	入睡速度过慢，显示严重的入睡障碍 影响入睡的因素有： A) 入睡前的读书、玩手机，亲人互动等床上非睡眠行为 B) 白天，特别是傍晚的小憩 C) 白天思虑过多造成神经过度兴奋 E) 生物钟与作息时间不符 D) 入睡前的饱食和饮茶饮酒喝咖啡行为 F) 睡眠环境不佳(室温、室内光照、室内室外噪音等) 若非A-F)情况，则有精神压力过大、内分泌失调、自律神经紊乱的可能 请立即改善生活方式、强化睡眠管理，或与iSleep客服联系
4	入睡波折/次	4次	较差	0~2	同上
5	睡眠效率（熟睡系数）	0.26	欠佳	>0.35	平均熟睡系数为0.26，低于大人群平均水平（0.35），睡熟程度「欠佳」
6	第一深睡时长/min	28	较差	>35	第一深睡期时长偏短，第一深睡期与成长激素分泌水平精密相关，直接影响肌体疲劳恢复和休养、机体代谢物排泄、受损细胞修复和免疫力维持，践行睡眠管理，改善第一深睡眠质量是健康维持的重要举措
7	体动次数/次	37	较差	6~11	睡眠中的大体动次数高，显示睡眠中大脑神经活跃度高，整体睡眠浅，典型的多梦多动的睡眠，难以保证足够的深度睡眠，不利身体的修养和恢复
8	睡眠周期性	较均匀周期性	满意	周期明显	睡眠周期型明显，分布均匀度可接受，显示正常的自律神经调节能力
9	睡眠结构（熟睡分布）	1个右向勺型，1个左向勺型	欠佳	右向勺型	熟睡分布不合理，睡眠结构变化大，显示睡眠力低下，且身体处于不安定状态

图 5-40　睡眠参数解析-2

睡眠解读结论
1.总睡时长理想，达到理想睡眠时长要求，请继续保持。
2.综合得分低，入睡波折多，入睡经实远超正常水平，体动次数异常，睡眠效率差，长此以往，势必影响身体健康，引起早衰，增加慢性病风险，建议立即强化睡眠管理或向睡眠管理机构咨询。
3.睡眠不规律，入睡时间过晚，影响到睡眠时相和生物节律，建议晚上10:30之前入睡

图 5-41 睡眠解读结论

睡眠健康评估		
序号	项目	评估
1	运动	略低于同年龄段平均水平，显示身体的老化速度略快 建议：加强睡眠管理以减缓身体衰老的速度，同时适当补充一些功能食品详细请咨询睡眠健康调整及管理机构
2	自律神经	基本正常 建议：尝试体脑疗法，安神助眠运动，以进一步改善睡眠 详细请接收睡眠健康调整及管理机构指导
3	睡眠作息与生物节律吻合度	生物节律紊乱的可能性较大，继续对症改善 建议：做助眠光理疗，改善生活方式，服用一些有助于调节生物节律的功能食品，详细请接受睡眠健康调整及管理机构指导
4	心理压力积累	有较高心理压力积累，但四天的睡眠结构变化趋势显示压力逐渐得到释放 建议：特别注意做一些减压体脑运动。如下班打坐，睡前联系助眠呼吸法及体脑运动，睡前心理暗示等。详细请接受睡眠健康调整及管理机构指导

图 5-42 睡眠健康评估

睡眠改善建议		
序号	项目	内容
1	理疗	每天早上7:00-9：00之间用PEGAS1蓝光眼镜做25分钟理疗
2	运动	每日：无论前晚睡得如何，早上7:00按时起床； 早上工作间歇或中午尽量到户外散步，接受光刺激 继续坚持现在每天有氧运动； （有氧运动推荐户外慢跑或快走，请咨询睡眠运动教练） 周末：推荐一周或两周爬山一次，或做其它略有强度运动 睡前：泡脚15-15分泡脚时注意力放在脚在里面的感觉上； 10:30 10~15分钟体脑减压运动（方法见附件） 10:45 5~10分钟助睡呼吸运动（方法见附件）； 11:00上床，闭眼做一些助睡心理暗示
3	饮食	早上：豆浆或牛奶，全麦面包，或燕麦片，并补充复合维生素B族，及叶酸。 中午：肉菜搭配均匀的食谱，含瘦肉，一周三次含蛋餐谱， 下午：适量坚果，或大枣，枸杞 晚餐：每日豆制品，含黄色与绿色蔬菜，瘦肉，海带或海藻，菌类食谱， 一周三次以上含蛋，肝，心，鱼食谱；戒酒，茶，咖啡，产气事物。 适量水果，主食米饭，饭后适量葵花籽。 晚间：PM8：30-9：30间一杯蜂蜜化水，褪黑紫一粒。
4	环境	光：晚上客厅减光，避免荧光灯或白色LED灯，卧室微弱暖色光，避光窗帘。 床：柔软舒适床铺及枕头，总有异味胶棉枕头，或有霉味被子床单。 室：室温保持在20~24℃，温度保持在45~65%。

图 5-43 睡眠改善建议

基于睡眠监测和数据分析系统，我们为该用户设计了以减压和休脑为主的睡眠改善方案。经过一段时间的跟踪观察，用户反馈睡眠得到了改善，而在睡眠改善的同时，焦虑情绪也得到大大的缓解。

4. 案例四 睡眠数据分析

自动化的数据上传系统和大数据云存储技术极大方便了数据的收集和分析。与普通的医疗数据不同的是，医疗数据往往来自于就诊或入院的患者，其数据有一定的偏向性（以患者数据为主，健康人数据较少），而居家健康管理中收集的数据更接近大人群实际，对流行病学研究有很大的价值。下面列出一些基于熙康居家睡眠管理系统采集的部分公众睡眠数据（2016年，数据清洗后）做出的睡眠分析结果，这些数据对于把握目前的公众睡眠状况有很大的价值。

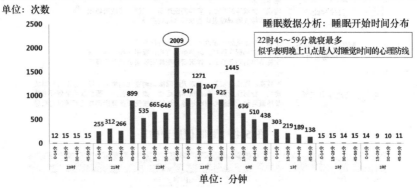

图 5-44 睡眠数据分析：入睡时间

图 5-44 的数据显示在 22 时 45～59 分之间就寝的人最多，似乎表明晚上 11 点是人对睡觉时间的心理防线，11 点前后是大部分人选择的入睡时间。而 24 时 0～14 分之间出现另外一个峰，表明超过夜里 12 点后人产生该睡觉的紧迫感。

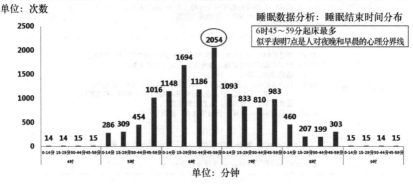

图 5-45 睡眠数据分析：起床时间

图 5-45 的数据显示在 6 时 45～59 分之间起床的人最多，似乎表明 7 点是人对夜晚和早晨的心理分界线，大部分人选择 7 点前起床。

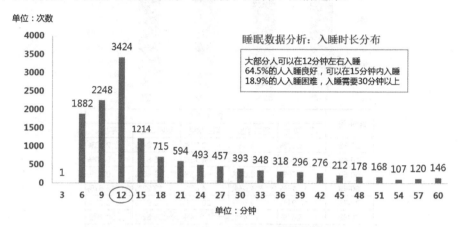

图 5-46　睡眠数据分析：入睡所用时间

图 5-46 的数据显示大部分人可以在 12 分钟左右入睡；64.5%的人入睡良好，可以在 15 分钟内入睡；18.9%的人存在不同程度的入睡障碍，入睡需要 30 分钟以上。

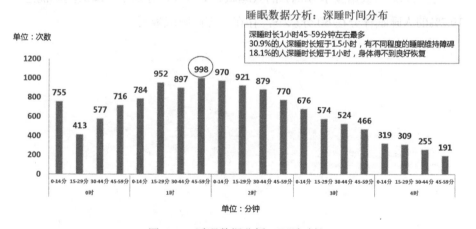

图 5-47　睡眠数据分析：深睡时长

图 5-47 的数据显示深睡时长在 1 小时 45～59 分钟之间的人最多，这也是正常人的平均值；30.9%的人深睡时长短于 1.5 小时，有不同程度的睡眠维持障碍；18.1%的人深睡时长短于 1 小时，身体得不到良好恢复，属于要注意的潜在失眠障碍和慢性病高风险人群。

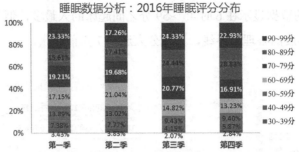

睡眠评分	2016年度				
	第一季度	第二季度	第三季度	第四季度	平均
30-39	3.43%	3.83%	2.07%	2.84%	2.88%
40-49	7.38%	7.77%	4.15%	5.87%	5.90%
50-59	13.89%	13.02%	9.43%	9.40%	10.48%
60-69	17.15%	21.04%	14.82%	13.23%	15.61%
70-79	19.21%	19.68%	20.77%	16.91%	18.73%
80-89	15.61%	17.41%	24.44%	28.83%	24.30%
90-99	23.33%	17.26%	24.33%	22.93%	22.12%

46.4%的人睡眠评分在80分以上，睡眠基本满意
19.2%的人睡眠评分在60分之下，有一定的睡眠障碍

图 5-48　睡眠数据分析：睡眠评分分布

图 5-48 的数据显示 46.4%的人睡眠评分在 80 分以上，睡眠基本满意；19.2%的人睡眠评分在 60 分以下，存在一定的睡眠障碍。

第 6 章　基因检测大数据应用实践

➢ 精准医疗领域
➢ 电子基因病历与基因组学领域

6.1　精准医疗领域

目前，生物医学相关领域的研究取得了持续性进展，全民发病率和死亡率正在不断降低。然而，当前的诊疗方案以提高人口整体的健康水平为预期和度量标准，个体患者对诊疗方案的反应却具有明显的差异性，有的可能没有疗效，有的甚至出现副作用。据统计，21%～47%的医疗成本被浪费在无效治疗中[56]。精准医学是一种以"个体为中心"，基于患者"定制"的医疗模式。它的目标是通过综合考虑基因、环境、生活方式等多方面的个体差异，从而了解个体发病情况，为每一位患者寻求最有效的疾病预防与治疗方案[57]。继奥巴马于 2015 年国情咨文演讲中宣布将精准医疗作为新的大规模研发项目后[58]，同年 2 月，习近平总书记批示科技部和国家卫生计生委，要求国家成立中国精准医疗战略专家组[59]，预示着我国精准医疗新时代的到来。

精准医学的发展需要目前的医疗体系发生一次革命性变化，建立起一套新的诊疗体系。

首先，精准医学需要建立具有常见疾病表征能力的大规模队列，从而开展对疾病的生物标记物（biomarker）和致病因素的识别研究[60]。但是确定合适的队列患者、收集全面的临床和实验数据、长期对队列患者进行追踪监测所需的高额成本却在阻碍相关研究的开展。

其次，基因组测序技术和数字成像技术的进步，临床数据快速的增长，以及患者对自己健康管理意识的提高所积累的大规模个人健康数据等，正在生命科学和生物医学领域推动一次信息和通信技术的革命。对这些快速积累的海量大数据的分析和合理利用是精准医学降低基于大规模队列的研究成本和加快研究进度的重要前提。如图6-1所示[61]。

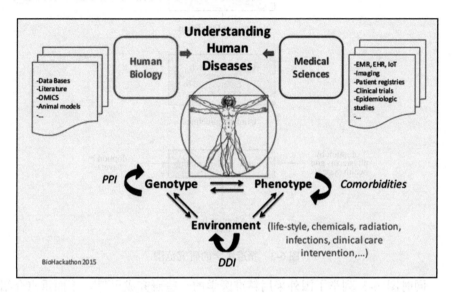

图6-1 理解和攻克人类疾病所需的多学科数据整合

精准医学主要涉及三种关键类型的大数据[62]：（1）生物信息大数据是促进个性化医疗的核心和基础；（2）医院临床数据中含有大量的、多样性的人群与疾病信息，使其成为选择队列病例（case）和对照（control）的主要平台；（3）作为一种新型的医疗健康大数据，基于移动网络设备的个人身体体征和活动的量化数据，为研究人员提供了患者生活习惯和环境等个人信息。

最终，三种大数据的集成为精准医学的开展提供先进的决策支持。精准医学的应用包括基于基因亚型的疾病类别细分、靶向特异性药物研究、药物不良反应监测、临床决策支持等多个领域，具体如图6-2所示[63]。

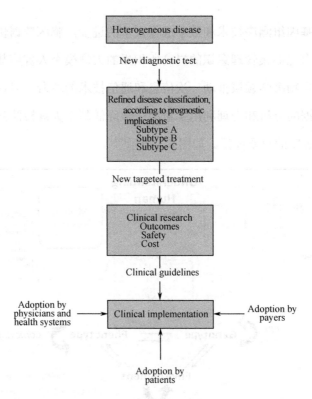

图 6-2　精准医学的研究范围

同时图 6-3 列举了国外采用精准医学的一些研究成果[64]，下面重点介绍一下精准医学应用在各个领域的具体案例。

Medical Field	Disease	Biomarker	Intervention
Cancer	Chronic myeloid leukemia	BCR-ABL	Imatinib[4]
	Lung cancer	EML4-ALK	Crizotinib[5]
Hematology	Thrombosis	Factor V Leiden	Avoid prothrombotic drugs[5]
Infectious disease	HIV/AIDS	CD4+ T cells, HIV viral load	Highly active antiretroviral therapy[6]
Cardiovascular disease	Coronary artery disease	CYP2C19	Clopidogrel[7]
Pulmonary disease	Cystic fibrosis	G551D	Ivacaftor[8]
Renal disease	Transplant rejection	Urinary gene signature	Antirejection drugs[9]
Hepatology	Hepatitis C	Hepatitis C viral load	Direct-acting antiviral agents[10]
Endocrine disease	Multiple endocrine neoplasia type 2	RET	Prophylactic thyroidectomy[11]
Metabolic disease	Hyperlipidemia	LDL cholesterol	Statins[12]
Neurology	Autoimmune encephalitis	CXCL13	Immunotherapy[13]
Psychiatry	Alcohol-use disorder	GRIK1	Topiramate[14]
Pharmacogenomics	Smoking cessation	CYP2A6	Varenicline[15]
Ophthalmology	Leber's congenital amaurosis	RPE65	Gene therapy[16]

* In the biomarker column, proteins or genes that are probed to find the specific variants of interest are shown. AIDS denotes acquired immunodeficiency syndrome, HIV human immunodeficiency virus, and LDL low-density lipoprotein.

图 6-3　已应用精准医学的临床实例

6.1.1　基于基因亚型的疾病类别细分

基于基因表达亚型的疾病新分类系统在发展精准医学中具有重要作用，有助于探索新治疗策略以及新药开发，进一步提高临床疗效[65]。例如，高通量基因表达谱技术证实，曾一度认为性质单一的弥漫大 B 细胞淋巴瘤（DLBCL）存在显著的分子学异质性[66]。DLBCL 至少存在 3 种基因表达亚型，即：GCB（germinal-center B-cell-like）、ABC（activated B-cell-like）以及 PMBL（primary mediastinal B-cell lymphoma）[60][67]。这些亚型起源于 B 细胞分化的不同阶段，存在不同的原癌基因激活特征。在现行的标准疗法下，不同的亚型与临床预后相关。ABC 亚型一般预后不良。ABC 亚型中的基因变异引起 NF-κB（nuclear factor-κB）活性改变，与治疗抵抗有关。Hsp90 抑制剂 AUY922，能有效靶向 ABC 亚型中基因变异引起的 NF-κB 活性改变，表明其在提高 ABC-DLBCL 疗效及预后方面具有潜在的应用价值[68]。

6.1.2　靶向特异性药物研究

靶向特异性药物在提高临床疗效方面已经取得巨大进展，选择作用于特异性遗传学靶点的治疗方案可为患者提供更为安全有效的治疗。治疗靶点一般是信号通路上信号转导或转录活化的关键分子。例如，内皮生长因子受体（EGFR）控制多种调节细胞生长和增殖的关键信号通路。EGFR 酪氨酸酶抑制剂（EGFR-TKI）开启了肺癌精准治疗的新时代。第一代 EGFR-TKI 吉非替尼和埃罗替尼已作为临床 EGFR 突变的非小细胞肺癌（NSCLC）靶向特异性治疗药物。TKI 能有效提高晚期 EGFR 突变的 NSCLC 无进展生存期（PFS）[69][70]。

6.1.3　药物不良反应监测

一位患者剖腹产后，医生为她开了处方药可待因（codeine）止痛。她按照标准剂量服药后，却出现了头晕恶心的症状，婴儿食用母乳后也处于昏睡。当患者向她的医生提到的这些症状后，他们建议她停止使用可待因。几天之内，患者和她的婴儿的症状不再出现。如果患者接受了药物基因组学测试，它会显示她可能有基因 CYP2D6 的复制，因此属于超快速代谢（UM）的类别，因此导致使用可待因的副作用[71]。

2013 年 2 月 20 日，FDA 发布了一个有关儿童服用可待因后出现严重副作用的声明。具有 CYP2D6 超快速代谢的儿童在扁桃体和/或腺样体切除术后，服用可待因会导致致命性的副作用。他们发布了最严重的黑框警告（strongest Boxed Warning）阐明 CYP2D6 超快代谢可待因的危险。可待因由 CYP2D6 转换为吗啡，具有超快代谢表型的患者面临由于该基因的增强功能而产生大量吗啡的危险[72]。

6.1.4　临床支持决策

在一项针对新生儿糖尿病患者进行的为期 14 年（2000 年 1 月至 2013 年 7 月）的研究中[73]，来自 79 个国家的 1 020 例新生儿糖尿病患儿的血液样本被转送到位于英国埃克塞特的中心进行致病基因测序。从最初使用的费用昂贵且耗时较长的 Sanger 方法，到 2012 年起开始使用的成本和时间均大幅降低的二代测序技术，研究组为儿科及内分泌科的临床医生绘制了关于基因和临床表型的图谱，包括 22 个与新生儿糖尿病发病相关的基因和 6 个对临床诊疗和预后判断具有显著影响的临床表型。一旦出现临床表现，可以立即采用基因测序的技术明确致病基因，然后制定相应的临床诊疗方案[74]。

6.2 电子病历与基因组学领域

电子病历与基因组学计划（eMERGE）是由美国人类基因组研究所资助的全国性的学术网络[75]，具体如图 6-4 所示。

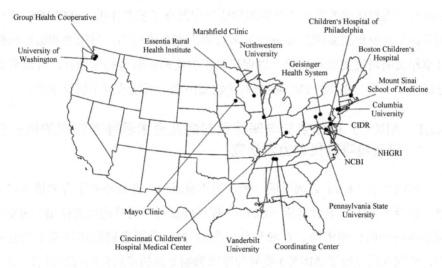

图 6-4 电子病历与基因组学计划项目的参与机构

该项目自 2007 年启动，现已进入第三个周期，主要从事以电子病历为工具进行的基因组学相关方法和最优化应用研究，通过结合 DNA 生物样本库（DNA biorepositories）与电子病历（EMR）系统，进行大规模、高通量的基因研究，以支持和促进基因药物的发展[76][77]。eMERGE 在科研成果的发现、实施、工具和政策等各个层面推动基因药物的研究进展，涉及基因组学、生物信息学、基因组医学、伦理学、数据共享、患者隐私和群体参与等多个领域。具体如图 6-5 所示：

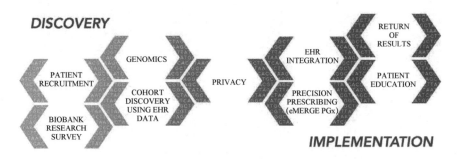

图 6-5   电子病历与基因组学计划项目的研究内容

在项目实施的第一和第二阶段，eMERGE 已经在超过 55 000 个患者的基因组数据上部署了超过 40 种关联算法（electronic phenotype algorithm），用以测量基因组数据与患者表型数据之间的相关性，得到的临床发现已在该网络的试点机构实施或计划实施。项目的研究证明，根据电子病历中临床表型数据得到用户队列的方法在基因组学研究中发挥了重要作用。eMERGE 的长期目标是开发促进基因药物发现的新技术，在全国范围内与患者和医疗机构分享相关的研究发现和成果，以促进精确的疾病诊断与药物选择，并降低诊疗风险。本章主要介绍 eMERGE 在药物基因组学领域的两个研究案例。

6.2.1   ABCC3 遗传变异与吗啡引起的儿童术后呼吸抑制的相关性以及吗啡药代动力学研究

呼吸抑制（RD）是吗啡的一种严重不良反应，并且不利于有效镇痛。文献曾报道过 ATP 结合盒基因 ABCC3（促进肝脏对于吗啡的代谢排出）的变异可影响吗啡的代谢消除。在参与此研究的 316 名接受扁桃体切除术的儿童中，研究人员发现了 ABCC3 变异与呼吸抑制导致的术后住院时间延长（延迟性呼吸抑制）有显著性关系。Rs4148412 的等位基因 A 和 rs729923 的等位基因 G 分别将延迟性呼吸抑制的相对风险增加了 2.36 倍（95% CI=1.28-4.37，P=0.0061）和 3.7 倍（95% CI 1.47-9.09，P=0.0050）。 在本研究队列以及另外一个包括 67 名脊柱手术的青少年的独立队列中，携带 rs4148412 AA 基因型和 rs4973665 CC 基因型的患者的吗啡葡萄糖醛酸的转化清除增高（increased formation clearance），进而支持了上述临床关联性。本研究首次报道了 ABCC3 变异与阿片类相关的呼吸抑制，以及吗啡代谢转化的相关性（在两个独立的手术队列中进行了实验）[78]。

6.2.2　PCSK9 基因变异对低密度脂蛋白胆固醇对他汀类药物治疗反应性的影响研究

　　他汀类药物（HMG-CoA 还原酶抑制剂）可以降低低密度脂蛋白胆固醇（LDL-C）并且预防心血管疾病。但是，LDL-C 的治疗反应性存在很大的个体差异。以蛋白原转化酶枯草杆菌蛋白酶（PCSK9）为靶向的药物可降低 LDL-C 并可与他汀类一起使用，其原理是 PCSK9 可以调节低密度脂蛋白受体（LDLRs）的降解。因此，可以预期在携带 PCSK9 功能丧失变异（LOF）基因的个体中，因为 LDLR 降解减少，LDL-C 的他汀治疗反应性会更高。为了检验这一假设，我们在 669 个非裔美国人中检测了 11 种 PCSK9 功能变异对于他汀治疗反应性的影响。其中一种 LOF 变异，rs11591147（p.R46L）与 LDL-C 的他汀治疗反应性显著相关（$P=0.002$）。三个携带该基因的个体的 LDL-C 减少水平比其他不携带该基因的个体高出 55.6%。另外一种功能变异，rs28362261（p.N425S），与他汀类治疗反应性非显著相关（$P=0.0064$）。rs11591147 的影响曾在欧洲人中有所体现（$N=2\,388$，$P=0.054$）。他汀类药物的治疗效果可能被 PCSK9 的基因变异所调节[79]。

第7章 未来展望

未来，健康医疗大数据将不断从概念走向价值，为"智慧健康"、"智慧医疗"奠定基础。随着物联网、云计算、人工智能和虚拟现实等技术的不断成熟，以及生命体征检测技术的创新和突破，这些技术之间的相互结合必将擦出有助于医学发展的火花。

在数据采集端，随着以可穿戴设备为代表的医疗物联网体系不断泛在化，我们将有望构建起覆盖人体全生命周期的健康医疗大数据。在数据应用层面，随着基因测序技术的持续发展和成本的不断降低，以生物大数据为基础的精准化医疗和个性化医疗时代将会到来。伴随着科技的不断进步，大数据和人工智能将会越来越深入地融合，人工智能发现和学习知识的效率将会远远超过人类。人工智能将会帮助人们看病、预约医生、在家康复治疗；医生借助人工智能，可以更高效地处理工作，获得推荐的诊疗方案。而虚拟现实、裸眼 3D、虚拟个人助理、家庭生命检测等技术的结合，将会带来健康医疗服务模式和产业链的创新和颠覆。

7.1 物联网将推动主动医疗和预防性医疗时代的到来

　　未来，随着传感器越来越微型化、电池续航能力不断提升和 5G 网络的快速普及，医疗物联网设备将会以多样化的形态广泛地存在于人们日常的生活中（见图 7-1），诸如这样的场景将随处可见：一个小小的摄像头，安装在手机摄像头前方，可以拍摄人鼓膜的画面；一副外观如同寻常耳塞的医用级耳塞，插入耳机可以监听心跳和呼吸；两块薄薄的电极板，贴在手机背面，双手按住一分钟，手机上就能导出你的心电图；还有可以测血压、血糖、血氧、心率的小设备，戴在头上一分钟，不仅有结果，还有实时、连续、动态的变化。

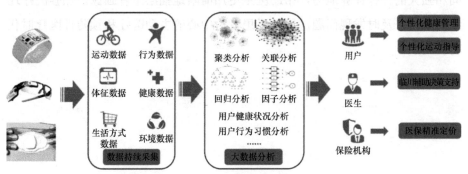

图 7-1　医疗物联网的发展为患者、医生、保险机构提供了极大的便利

　　在未来，物联网可以对用户的生命体征和行为数据进行持续采集和监测，实时分析用户的各类健康指标，并为用户提供个性化的健康管理和运动指导方案。

　　其次，医生可以通过物联网设备实时了解到患者的健康、饮食、睡眠、运动等方面的状况，这些数据的获取能够更好地帮助医生进行临床决策。如

图 7-1 所示，借助于数据采集的连贯性和实时性，物联网可以建立患者和医生之间持续的连接，诸如心率、血压、血糖等指标和饮食习惯、运动习惯的监测，任何异常的体征数据变动都可以实时发送到医生手中，从而实现远程监控与诊断。

再次，物联网能够帮助保险公司实现基于健康大数据的精准定价。通过物联网获取用户每天的健康、饮食、运动、驾驶等方面的数据，这些全部都会成为保险公司产品费率计算的依据。那么，"生命表"（保险公司以此精算出寿险产品的具体价格）将不再按年编制，发病率细化到月甚至是天。"私人订制"的保险模式将不再遥不可及，而会成为一种行业常态。对于保险公司而言，不仅可以实现精准营销和精准定价，风险管理和成本管控也将更加精细化。

未来，物联网终端会以更加微型化、灵活化和智能化的形态进行呈现，有望通过微创手术、口服、注射等方式植入人体。借助于此，我们将能够构建起覆盖每个人从出生到死亡的全生命周期大数据，每个人都将拥有专属于自己的"健康云"。基于云计算为亿万级的健康医疗数据提供无限的存储空间和强大的并行计算能力，帮助医生更加清晰地描绘患者画像，加强医疗连续性观测，及时发现问题。届时以患者为中心的主动医疗和预防性医疗时代将会到来。

7.2　精准医疗将增强人类面对疾病的信心和勇气

精准医疗是近几年兴起的疾病治疗方案，强调在治疗时考虑个人的基因变化、环境影响和生活方式。基于患者遗传信息进行诊断测试，结合其他分子或细胞的分析结果，再针对性地选择适当和最佳的疗法。精准医疗的核心是把人群细分，根据对疾病的易感性、生物机制和预后效果，以及对治疗的反应等将患者分类成不同亚群，再针对性地进行预防或治疗，减少副作用并降低费用。这个过程非常复杂，需要大量的数据作为辅助支撑。可以说，精准医疗的发展离不开大数据分析，尤其是针对生物组学（基因组学、蛋白组学、代谢组学、转录组学）大数据的分析。

从图 7-2 可以看出，近些年来，依赖于人类基因组测序效率的提升、成本的降低、高通量组学（如蛋白组学、代谢组学）的发展，以及检测技术的不断进步，我们有望建立起能够覆盖海量人群的大规模生物数据库，为实现基于个体差异的精准医疗奠定基础。

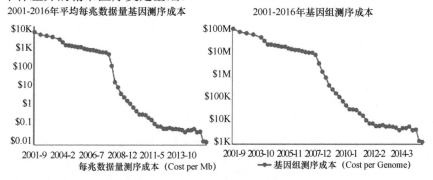

来源：National Human Genome Rosearch Insit■ute.

图表来源：艾瑞咨询《2016年全球二代基因序列行业投研报告》

图 7-2　基因测序成本的降低推动精准医疗从概念走向应用

　　同时，精准医疗是一个系统工程，如何将生物大数据转化为健康管理和疾病防治的知识是全球生物医学领域，包括相关产业界共同面临的挑战。大数据解读是基础，只有软件、硬件有机结合，特别是需要针对临床诊疗数据和基因测序数据的智能分析，才可能实现技术上可操作的精准医疗。随着大数据时代的开启以及基因组学、蛋白质组学和代谢组学的发展，包括白血病、肺癌、乳腺癌、神经胶质瘤等癌症的生物标志物或关键致病基因的研究取得了实质性的进展，目前在临床上可以根据患者个体基因组信息来制定针对个体的治疗方案。现有的分子靶向治疗药物是一个很有说服力的证据，通过个体基因组变异进行合理的用药指导。这方面的进展，离不开对生物医学大数据的智能分析和解读，如何科学解读大数据成为精准医疗发展的基础。

　　另外，以云计算和大数据为代表的新一代信息技术为生物大数据的存储和处理提供了充足的存储空间和计算能力，为精准医疗的发展提供了完善的信息化基础设施。在将来，高通量测序数据分析，以及各类高通量生物学计算都将通过云计算与云存储等定制化服务及统一的分析流程来完成。

　　从长远角度看，精准医疗通过更精确的诊断，预测潜在疾病的风险，提供更有效、更有针对性的防范措施。随着各项配套技术和基础设施的日趋成熟与完善，精准治疗将在各类疾病，尤其是癌症的治疗中发挥越来越重要的作用。精准医疗的发展，可以说大大增强了人类面对疾病的信心和勇气。

7.3　人工智能将提升诊断能力，缓解医疗资源不足的矛盾

人工智能已经成为当下最火热的研究领域之一。在 2016 年，AlphaGo 在围棋大战中战胜李世石引发了公众对人工智能的广泛讨论和关注，人工智能的发展迎来了新的机遇。目前，人工智能已经在诸如金融、教育、医疗等领域得以应用。尤其是在医疗行业，以 IBM 为代表的科技巨头已经推出了具有代表性的产品。从业者普遍相信人工智能在医疗领域将会大有可为，能够解决全世界所面临的普遍问题。

首先是医疗资源短缺的问题。以我国为例，我国医疗领域最突出的问题是在基层医疗体系中，优质的医生资源极度紧缺，医疗资源分配不均衡。大量的优秀医生都集中在大城市的三甲医院，导致基层医院能力不足。大医院人满为患、医患关系紧张，而基层医院门可罗雀、无人问津，已经成为了我国医疗体系面临的主要问题。而目前看来，人工智能在今后将会成为改善这一系列情况的"好帮手"。

对于医生来说，大脑的记忆容量和时间都是有限的，绝大多数医生都不可能读完和理解最新的几万份有关研究论文，更不可能记住人类可能患上的上万种疾病。但是人工智能不同，"机器人医生"通过机器学习技术，可以不间断地从大量的医学工具书、医学杂志、临床诊断手册、医疗电子记录、百科全书、词典、图书、新闻甚至电影剧本中提到的电子病历进行学习，几乎可以及时存储所有最新的医学知识。更为重要的是，"机器人医生"能够学以致用，通过认知分析技术，凭借从各种渠道收集的海量数据，迅速给出"意见"，指导医生做出诊断和治疗决策，并且不会因

为人的情绪导致误诊，同时患者能够更快速地获得医疗服务。帮助医生提升诊断能力，缓解医疗资源不足的矛盾，应该说是将人工智能应用于医疗的最根本需求和动力。

其次，医疗领域面对的另外一个问题就是费用支出持续增加，财政支出和社会负担的压力越来越大。医疗负担上升是多种因素共同促成的结果，包括人口老龄化、慢性疾病增长、新技术的采用等。

在这方面，人工智能同样被寄予厚望：一是通过人工智能提高患者自查、自诊、自我管理的比例，降低医疗支出；二是通过人工智能手段实现更早发现、更好管理，减少后续的医疗费用支出；三是通过人工智能手段提高医疗机构、医生的工作效率，降低医疗成本。

综合这些因素，人工智能在医疗领域的应用，不仅有可能解决医疗资源短缺、成本支出增加的困境，而且还有可能带来医疗能力、医疗体验上的提升。从这两个方面的需求来看，人工智能在医疗领域确实拥有相当广阔的成长空间。

在实现"人工智能+医疗"的道路上，一个必备的条件就是要汇聚海量的医疗大数据，这里既包括电子病历、医学影像等临床诊疗数据，同时也包括医学文献、病理报告等医学知识。用这两方面的数据不断对人工智能进行"训练"，是提升计算机在医疗领域认知能力的不二法门。实际上，IBM 和谷歌都是这样做的。IBM 通过耗费数十亿美元收购 Phytel、Explorys、Truven、Merge 等医疗大数据公司，为 Watson 机器人补充数以亿计的数据和最新的医学影像分析技术。谷歌旗下的人工智能公司 DeepMind 通过与英国 NHS 合作，获取大约 160 万病人的医疗记录，用来开展针对肾衰竭数据的智能化分析和诊断。可以说，医疗人工智能的核心就是健康医疗大数据。

未来，我们相信随着人工智能技术，尤其是深度学习技术的不断发展，以及健康医疗大数据越来越开放和共享，人工智能、大数据与医疗行业的结合将会越来越紧密。未来在法律不断成熟和完善的前提下，医疗人工智能将会以更加多样化的形态呈现在人们面前，例如救援机器人、手术机器人、康复机器人等，进而为人们提供更加多样化的医疗服务。

7.4　虚拟现实将提高手术质量，降低学习成本

虚拟现实（VR）和增强现实（AR）技术在最近几年火热爆发，目前 VR/AR 主要还是应用于游戏、旅游、传媒等文娱行业。但是健康医疗对 VR/AR 的应用需求非常巨大。根据美国研究机构 IndustryARC 的一份报告称，到 2020 年，VR/AR 在医疗健康领域将达 25.4 亿美元的市场规模，之后将逐年递增，成为医疗行业的标准技术应用。

目前 VR/AR 在医疗领域的研究方向主要集中在康复治疗和模拟训练两大方面。在可预期的时间内，医疗方面虚拟现实和增强现实的应用将从现在浅层的远程视频、录像应用等，向更高层次的智能系统集成、配套医学技术方案等方向发展，随着技术不断完善成熟，其在医疗领域的应用将会更加深入扩大。

目前来看，VR/AR 在医疗领域的应用可以总结为如下几点：

（1）提供精准信息核实，减少操作失误

未来的医务人员在工作中都利用 VR/AR 终端设备（如智能眼镜）来核实患者信息。诸如此类的设备会引导医务人员完成所有患者信息更新核实，防止贻误重要病情变化或医嘱要求。其他的功能包括查房时体温、血压等数据都自动化记录，避免记录错误；定时提醒值班护士各种用药医嘱等并在执行时做最终核对确认；与其他设备连接，在患者危急情况下（如心跳骤停）可直接红色报警；甚至在今后用药手术时，都必须经过人脸识别确认患者。

这其中涉及到的 3D Tracking、实时交互、图像识别等技术基本都已实

现。这些技术必将大大减少因为工作人员失误等造成的医疗事故。未来VR/AR设备在整合更多的功能以后，患者的彩超、MRI、CT图像等将直接映在手术部位，让医生获得"透视"功能。或是直接放大手术创口，让医生能够看到肉眼难以分辨的细微情况等等。医护人员操作失误造成的医疗事故也可以从第一视角进行追责和手术过程复原，减少医患纠纷。

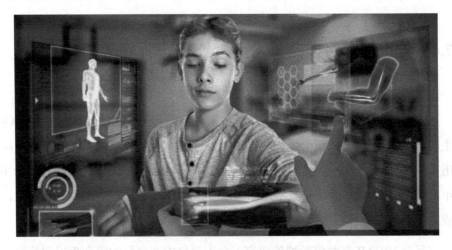

图7-3　VR/AR有助于医护人员对患者进行精准、及时的信息核实

（2）提高手术质量，降低医疗风险

在外科手术中，图像引导技术（Image Guided Surgery，IGS）（指手术过程中跟踪病人和手术器械位置变化的检测）能够在诊断和治疗中发挥巨大的作用。应用 IGS 技术，外科大夫在手术之前就能获得手术部位的三维信息，便于准确制定手术计划。目前 IGS 技术的临床应用方向主要集中于神经外科，如颅内手术及脊椎手术。在整形外科、耳咽喉科以及放射治疗等方面的研究才刚刚开始，未来的应用范围极广。

VR/AR 技术将会极大地推动 IGS 在临床医疗中的应用和普及。医生可通过增强现实设备来观察病灶的情况，决定切口大小，使创口最小化。设备通过跟踪手术器械或导针，可在导航系统中反映出确切的三维位置，以求避开重要的功能区、神经以及血管，来选择安全的路径。设备还能在医生切除病灶时，对切除边缘进行定位，以便医生确认病灶是否切除干净。VR/AR 在外科手术中的应用，不仅可以使外科手术创伤减少，大大缩短手术时间，还能极大地提高手术质量并降低手术风险。

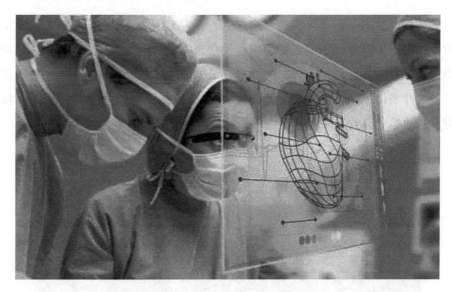

图 7-4 VR/AR 有助于提高手术质量，降低风险几率

（3）缩短医学教学时间，减少学习成本

VR/AR 在医学教育中，也有重要的应用场景。医学教育注重实践，对教学的方式方法、学生学习效果、实验条件等多个层面都有很高的要求。在我国当前专科医生人员培养计划中，主要采用"5+3+X"的培育模式，即首先经过 5 年的医学类专业本科院校学习教育，再经过 3 年住院医师规范化培训，根据各个不同的专科标准进行对应的 2～4 年的专科医师规范化培训，通过考核以后才能成为医疗骨干。粗略计算下来，培养一个专科骨干医生的时间周期高达 10 年以上，在此方面投入的成本更是费用高昂。

VR/AR 技术的融入将大大改善医学教育的现状，利用现代化的增强现实、虚拟现实、辅助机器人等相关系统，无论是专科医生的学习时间成本还是物力成本都将大大减少。通过 AR 眼镜让学生在校期间就可以同步临场第一视角观摩顶尖专科医生的手术实操，并使用辅助机器人系统进行实操，这无疑将大大增加学生的学习兴趣和技能掌握熟练程度；利用虚拟现实技术结合力反馈的人体拟真系统，模拟各种特殊的手术环境和疑难病例，练习各种应急条件下的临场处理和独立应对能力，无疑也会增强学生的临场应变和协作能力。

这些新技术、新理念的教育模式引入，将为医学教育开发出以往全现实教学或全虚拟教学所不能及的创造性教学空间，给学生丰富深入的代入感和启发性。在大大提高学习效率的同时，又能节约教学和实验的成本。在我国当前医疗资源紧缺、分布不均衡的现状下，这对医疗卫生相关人力资源的培育和快速推广，具有非常重要的意义。

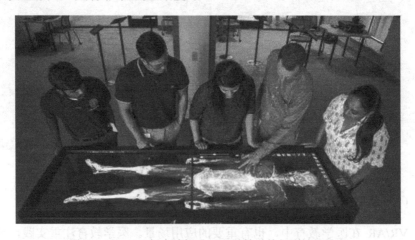

图 7-5 VR/AR 极大地提升了医学教学的便利性和效率

虽然 VR/AR 在医疗行业中的应用仅仅是一个开始，但由于其方便、简单和直观等特性，将在医疗康复、术前训练和医学教学等方向发挥极大的作用。随着技术的成熟，VR/AR 还会被应用于院前急诊、远程会诊、病房护理、出院康复等所有医疗环节，且不仅仅局限于在医院。相信在未来，VR/AR 将会成为守护我们身体健康的柳叶刀。

参 考 文 献

[1] 赵刚.大数据：技术与应用实践指南.电子工业出版社，2016.

[2] 参考 http://www.cnblogs.com/gongxijun/p/5656778.html.

[3] 参考 http://www.jasongj.com/2015/03/10/KafkaColumn1/.

[4] 摘自搜狗百科.

[5] 参考 2015 年 12 月，中国计算机学会（CCF）大数据专家委员会发布的中国大数据技术与产业发展报告.

[6] 摘自 2016 年 6 月 17 日国家卫生计生委副主任金小桃，在国务院新闻办公室举行的国务院政策例行吹风会上相关热点问题解答.

[7] 中华人民共和国国家统计局.中华人民共和国 20015 年国民经济和社会发展统计公报.中国统计,2015.

[8] 国家卫生和计划生育委员会统计信息中心.2013 中国卫生服务调查研究. 中国协和医科大学出版社, 2015.

[9] 美国医学研究所（Institue of Medicine）.

[10] 36 氪研究所.

[11] 人社部. 《中国社会保险发展年度报告(2014)》.

[12] 华中科技大学. 《中国医疗卫生事业发展报告 2014》.

[13] 世界卫生组织数据库、国家保险监督管理委员会统计数据.

[14] 贵阳大数据交易所.

[15] 数据猿.

[16] Ashburn TT, Thor KB. Drug repositioning: identifying and developing new uses for existing drugs. Nature reviews Drug discovery, 2004, 3(8):673-683.

[17] Li J, Zheng S, Chen B, Butte AJ, Swamidass SJ, Lu Z. A survey of current trends in computational drug repositioning. Briefings in bioinformatics, 2016, 17(1):2-12.

[18] Dickson M, Gagnon JP. The cost of new drug discovery and development. Discovery medicine, 2004, 4(22):172-179.

[19] Shameer K, Readhead B, Dudley JT. Computational and experimental advances in drug repositioning for accelerated therapeutic stratification. Current topics in medicinal chemistry, 2015, 15(1):5-20.

[20] Graul AI, Cruces E, Stringer M. The year's new drugs & biologics, 2013: Part I. Drugs of today (Barcelona, Spain : 1998). 2014, 50(1):51-100.

[21] Xu H, Aldrich MC, Chen Q, et al. Validating drug repurposing signals using electronic health records: a case study of metformin associated with reduced cancer mortality. Journal of the American Medical Informatics Association : JAMIA, 2015, 22(1):179-191.

[22] Tobinick EL. The value of drug repositioning in the current pharmaceutical market. Drug news & perspectives, 2009, 22(2):119-125.

[23] Kohane IS. Using electronic health records to drive discovery in disease genomics. Nature reviews Genetics, 2011, 12(6):417-428.

[24] Tatonetti NP, Ye PP, Daneshjou R, Altman RB. Data-driven prediction of drug effects and interactions. Science translational medicine, 2012, 4(125):125ra131.

[25] Menden MP, Iorio F, Garnett M, et al. Machine learning prediction of cancer cell sensitivity to drugs based on genomic and chemical properties. PloS one, 2013, 8(4):e61318.

[26] C.-C. Chang   C-JL. LIBSVM: a library for support vector machines. ACM. 2011, 2(3, article27):1-27.

[27] Gottlieb A, Stein GY, Ruppin E, Sharan R. PREDICT: a method for inferring novel drug indications with application to personalized medicine. Molecular systems biology, 2011, 7:496.

[28] Andronis C, Sharma A, Virvilis V, Deftereos S, Persidis A. Literature mining, ontologies and information visualization for drug repurposing. Brief Bioinform, 2011, 12(4):357-368.

[29] Zhu Q, Tao C, Shen F, Chute CG. Exploring the pharmacogenomics knowledge base (PharmGKB) for repositioning breast cancer drugs by leveraging Web ontology language (OWL) and cheminformatics approaches. Pac Symp Biocomput, 2014:172-182.

[30] Pirmohamed M, Breckenridge AM, Kitteringham NR, Park BK. Adverse drug reactions. BMJ (Clinical research ed), 1998, 316(7140):1295-1298.

[31] Lewis JD, Habel LA, Quesenberry CP, et al. Pioglitazone Use and Risk of Bladder Cancer and Other Common Cancers in Persons With Diabetes. Jama, 2015, 314(3):265-277.

[32] Liu M, Wu Y, Chen Y, et al. Large-scale prediction of adverse drug reactions using chemical, biological, and phenotypic properties of drugs. Journal of the American Medical Informatics Association : JAMIA, 2012, 19(e1):e28-35.

[33] Hripcsak G, Duke JD, Shah NH, et al. Observational Health Data Sciences and Informatics (OHDSI): Opportunities for Observational Researchers. Stud Health Technol Inform, 2015, 216:574-578.

[34] Overhage JM, Ryan PB, Reich CG, Hartzema AG, Stang PE. Validation of a common data model for active safety surveillance research. J Am Med Inform Assoc, 2012, 19(1):54-60.

[35] Banda JM, Evans L, Vanguri RS, Tatonetti NP, Ryan PB, Shah NH. A curated and standardized adverse drug event resource to accelerate drug safety research. Scientific data, 2016, 3:160026.

[36] Li Y, Ryan PB, Wei Y, Friedman C. A Method to Combine Signals from Spontaneous Reporting Systems and Observational Healthcare Data to Detect Adverse Drug Reactions. Drug safety, 2015, 38(10):895-908.

[37] Madigan D, Ryan P. What can we really learn from observational studies?: the need for empirical assessment of methodology for active drug safety surveillance and comparative effectiveness research. Epidemiology (Cambridge, Mass), 2011, 22(5):629-631.

[38] Reich CG, Ryan PB, Schuemie MJ. Alternative outcome definitions and their effect on the performance of methods for observational outcome studies. Drug safety, 2013, 36 Suppl 1:S181-193.

[39] Hripcsak G, Ryan PB, Duke JD, et al. Characterizing treatment pathways at scale using the OHDSI network. Proceedings of the National Academy of Sciences of the United States of America, 2016, 113(27):7329-7336.

[40] 中华医学会健康管理学分会，中华健康管理学杂志编委会.健康体检基本项目专家共识. 中华健康管理学杂志, 2014 年 2 期, 81-90.

[41] 张立彬, 张其前.基于分类回归树(CART)方法的统计解析模型的应用与研究. 浙江工业大学学报, 2002, 4:315-318.

[42] 出自第十届中国健康服务业大会暨中华医学会第八次健康管理学术会议资料汇编（2016）.

[43] 黄鹂, 原嘉民, 欧爱华, 等基于决策树的亚健康状态影响因素模型. 实用医学杂志, 2011 年 1 期, 121-124.

[44] 《中国慢性病防治工作规划（2012-2015 年）》、《美国医学协会杂志》、《中国高血压联盟统计报告》、《中国居民营养与慢性病状况报告（2015 年）》.

[45] 中国居民营养与慢性病状况报告.

[46] (美)Meir H. Kryger 等. 睡眠医学——理论与实践. 北京：人民卫生出版社, 2010, P24-38, P253-288, P623-654.

[47] 赵忠新, 睡眠医学. 北京：人民医学出版社, 2016.3，P1-9, P72-75, P330.

[48] 桜井武. 睡眠の科学.（日）講談社，P30-42，P116-128，P185-191.

[49] 古賀良彦. 睡眠と脳の科学.（日）祥伝社，P34-37，P116-128.

[50] 作男. 睡眠のという摩訶不思議な世界の謎を解く.（日）C&R 研究所，P34-37，P116-128.

[51] 张斌. 中国失眠障碍诊断和治疗指南. 北京：人民卫生出版社，P10-14，P25-26.

[52] 窦元珠, 许小俊, 薄红瑞, 等. 射频微功率雷达在智能睡眠管理中的应用，中国医疗设备，2016，31(8):16-20.

[53] Richard B. Berry. 睡眠医学基础. 北京：人民军医出版社，2014.

[54] 牛换香, 刘凯.失眠. 北京：中国医药科技出版社，2016.

[55] 新井平伊. 脳が萎縮するアルツハイマー病・認知病. 東洋経済，2016.

[56] Hudson, Kathy, Rick Lifton, and B. Patrick-Lake. The precision medicine initiative cohort program-building a research foundation for 21st century medicine. Precision Medicine Initiative (PMI) Working Group Report to the Advisory Committee to the Director, ed (2015).

[57] Jameson, J. Larry, and Dan L. Longo. Precision medicine—personalized, problematic, and promising. Obstetrical & Gynecological Survey 70.10 (2015): 612-614.

[58] Collins, Francis S., and Harold Varmus. A new initiative on precision medicine. New England Journal of Medicine 372.9 (2015): 793-795.

[59] 王朝君, 荆伟龙. 精准医疗蓄势待发. 中国卫生, 2015(8): 048.

[60] Khoury, Muin J., and James P. Evans. A public health perspective on a national precision medicine cohort: balancing long-term knowledge generation with early health benefit. Jama 313.21 (2015): 2117-2118.

[61] Piñero, J., et al. DisGeNET: a discovery platform for the dynamical exploration of human diseases and their genes. Database 2015;2015:bav028. Presentation of DisGeNET at the Symposium day of the BioHackathon 2015.

[62] Piñero, Janet, et al. DisGeNET: a discovery platform for the dynamical exploration of human diseases and their genes. Database 2015 (2015): bav028.

[63] Jameson, J. Larry, and Dan L. Longo. Precision medicine—personalized, problematic, and promising. Obstetrical & Gynecological Survey 70.10 (2015): 612-614.

[64] Jameson, J. Larry, and Dan L. Longo. Precision medicine—personalized, problematic, and promising. Obstetrical & Gynecological Survey 70.10 (2015): 612-614.

[65] 何明燕, 夏景林, 王向东. 精准医学研究进展. 世界临床药物 2015(6): 418-422.

[66] Dunleavy, Kieron, Mark Roschewski, and Wyndham H. Wilson. Precision treatment of distinct molecular subtypes of diffuse large B-cell lymphoma: ascribing treatment based on the molecular phenotype. Clinical Cancer Research 20.20 (2014): 5182-5193.

[67] Rosenwald, Andreas, et al. The use of molecular profiling to predict survival after chemotherapy for diffuse

large-B-cell lymphoma. New England Journal of Medicine 346.25 (2002): 1937-1947.

[68] Tsai, Hui-Jen, et al. AUY922 effectively targets against activated B cell subtype of diffuse large B-cell lymphoma and low-grade lymphoma cells harboring genetic alteration-associated nuclear factor-κB activation.Leukemia & lymphoma 56.9 (2015): 2674-2682.

[69] Mitsudomi, Tetsuya, et al. Gefitinib versus cisplatin plus docetaxel in patients with non-small-cell lung cancer harbouring mutations of the epidermal growth factor receptor (WJTOG3405): an open label, randomised phase 3 trial. The lancet oncology 11.2 (2010): 121-128.

[70] Rosell, Rafael, et al. Erlotinib versus standard chemotherapy as first-line treatment for European patients with advanced EGFR mutation-positive non-small-cell lung cancer (EURTAC): a multicentre, open-label, randomised phase 3 trial. The lancet oncology 13.3 (2012): 239-246.

[71] Pharmacogenetics: increasing the safety and effectiveness of drug therapy [Brochure]. American Medical Association, 2011.

[72] FDA Drug Safety Communication: Safety review update of codeine use in children; new Boxed Warning and Contraindication on use after tonsillectomy and/or adenoidectomy. United States Food and Drug Administration. 2013-02-20.

[73] 弓孟春. 精准医学对医学信息学提出的挑战与任务. 医学信息学杂志，2016,37（1）:1-7.

[74] De Franco, Elisa, et al. The effect of early, comprehensive genomic testing on clinical care in neonatal diabetes: an international cohort study. The Lancet 386.9997 (2015): 957-963.

[75] Electronic Medical Records and Genomics (eMERGE) Network - National Human Genome Research Institute (NHGRI). https://www.genome.gov/27540473/.

[76] McCarty, Catherine A., et al. The eMERGE Network: a consortium of biorepositories linked to electronic medical records data for conducting genomic studies. BMC medical genomics 4.1 (2011): 1.

[77] RFA-HG-14-025: The Electronic Medical Records and Genomics (eMERGE) Network, Phase III Study Investigators (U01). http://grants.nih.gov/grants/guide/rfa-files/RFA-HG-14-025.html.

[78] Chidambaran, V., Venkatasubramanian, R., Zhang, X., et al. (2016) ABCC3 genetic variants are associated with postoperative morphine-induced respiratory depression and morphine pharmacokinetics in children. The Pharmacogenomics Journal.

[79] Feng, Q., Wei, W.Q., Chung, C.P., et al. (2016) The effect of genetic variation in PCSK9 on the LDL-cholesterol response to statin therapy. The Pharmacogenomics Journal.